U0116195

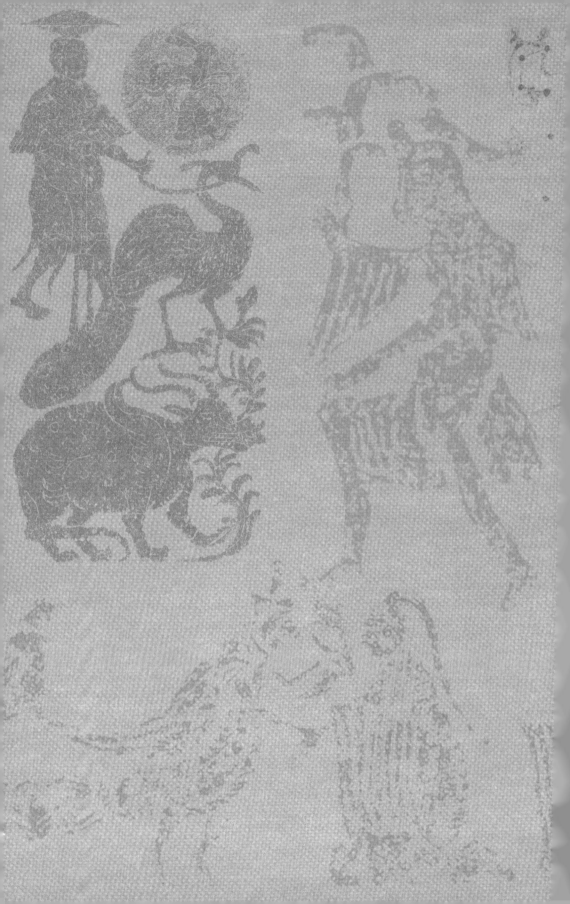

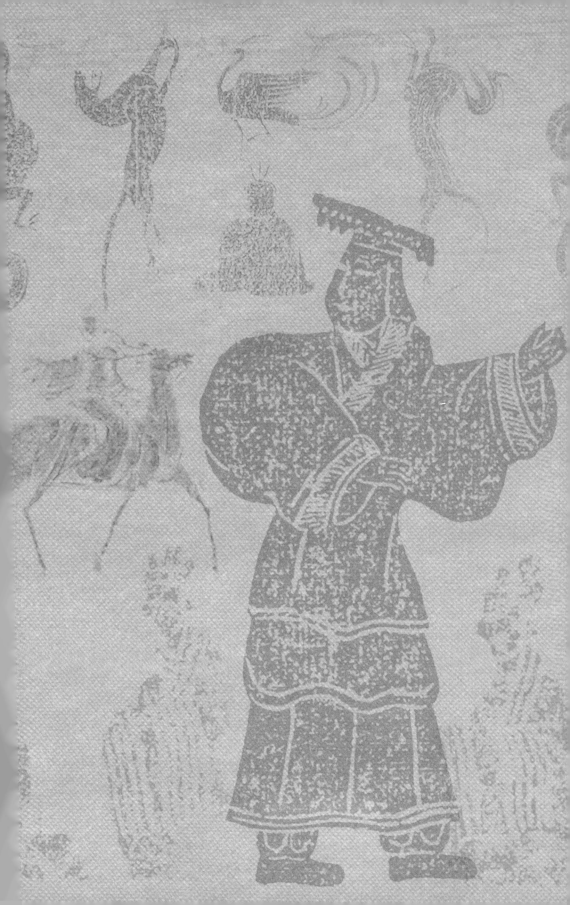

中国古医籍整理丛书

摄生总要

明·洪基 著

张 蕾 朱为坤 校注

中国中医药出版社

·北 京·

图书在版编目（CIP）数据

摄生总要／（明）洪基著；张蕾，朱为坤校注 . —北京：
中国中医药出版社，2023.7
（中国古医籍整理丛书）
ISBN 978 - 7 - 5132 - 4816 - 7

Ⅰ. ①摄…　Ⅱ. ①洪…　②张…　③朱…　Ⅲ. ①验方—
汇编—中国—明代　Ⅳ. ①R289.348

中国版本图书馆 CIP 数据核字（2018）第 050481 号

中国中医药出版社出版

北京经济技术开发区科创十三街 31 号院二区 8 号楼
邮政编码　100176
传真　010 - 64405721
廊坊市祥丰印刷有限公司印刷
各地新华书店经销

开本 710×1000　1/16　印张 15　字数 129 千字
2023 年 7 月第 1 版　2023 年 7 月第 1 次印刷
书号　ISBN 978 - 7 - 5132 - 4816 - 7

定价　58.00 元
网址　www.cptcm.com

社 长 热 线　010 - 64405510
购 书 热 线　010 - 89535836
维 权 打 假　010 - 64405753

微信服务号　**zgzyycbs**
微商城网址　**https：//kdt. im/LIdUGr**
官 方 微 博　**http：//e. weibo. com/cptcm**
天猫旗舰店网址　**https：//zgzyycbs. tmall. com**

如有印装质量问题请与本社出版部联系（010 - 64405510）

国家中医药管理局
中医药古籍保护与利用能力建设项目
组织工作委员会

主 任 委 员 王国强

副 主 任 委 员 王志勇　李大宁

执 行 主 任 委 员 曹洪欣　苏钢强　王国辰　欧阳兵

执行副主任委员 李　昱　武　东　李秀明　张成博

委　　　　员

各省市项目组分管领导和主要专家

（山东省）武继彪　欧阳兵　张成博　贾青顺

（江苏省）吴勉华　周仲瑛　段金廒　胡　烈

（上海市）张怀琼　季　光　严世芸　段逸山

（福建省）阮诗玮　陈立典　李灿东　纪立金

（浙江省）徐伟伟　范永升　柴可群　盛增秀

（陕西省）黄立勋　呼　燕　魏少阳　苏荣彪

（河南省）夏祖昌　刘文第　韩新峰　许敬生

（辽宁省）杨关林　康廷国　石　岩　李德新

（四川省）杨殿兴　梁繁荣　余曙光　张　毅

各项目组负责人

王振国（山东省）　　王旭东（江苏省）　　张如青（上海市）

李灿东（福建省）　　陈勇毅（浙江省）　　焦振廉（陕西省）

蔡永敏（河南省）　　鞠宝兆（辽宁省）　　和中浚（四川省）

前　言

　　中医药古籍是传承中华优秀文化的重要载体，也是中医学传承数千年的知识宝库，凝聚着中华民族特有的精神价值、思维方法、生命理论和医疗经验，不仅对于传承中医学术具有重要的历史价值，更是现代中医药科技创新和学术进步的源头和根基。保护和利用好中医药古籍，是弘扬中国优秀传统文化、传承中医学术的必由之路，事关中医药事业发展全局。

　　1949 年以来，在政府的大力支持和推动下，开展了系统的中医药古籍整理研究。1958 年，国务院科学规划委员会古籍整理出版规划小组在北京成立，负责指导全国的古籍整理出版工作。1982 年，国务院古籍整理出版规划小组召开全国古籍整理出版规划会议，制定了《古籍整理出版规划（1982—1990）》，卫生部先后下达了两批 200 余种中医古籍整理任务，掀起了中医古籍整理研究的新高潮，对中医文化与学术的弘扬、传承和发展，发挥了极其重要的作用，产生了不可估量的深远影响。

　　2007 年《国务院办公厅关于进一步加强古籍保护工作的意见》明确提出进一步加强古籍整理、出版和研究利用，以及

"保护为主、抢救第一、合理利用、加强管理"的方针。2009年《国务院关于扶持和促进中医药事业发展的若干意见》指出,要"开展中医药古籍普查登记,建立综合信息数据库和珍贵古籍名录,加强整理、出版、研究和利用"。《中医药创新发展规划纲要(2006—2020)》强调继承与创新并重,推动中医药传承与创新发展。

2003～2010年,国家财政多次立项支持中国中医科学院开展针对性中医药古籍抢救保护工作,在中国中医科学院图书馆设立全国唯一的行业古籍保护中心,影印抢救濒危珍本、孤本中医古籍1640余种;整理发布《中国中医古籍总目》;遴选351种孤本收入《中医古籍孤本大全》影印出版;开展了海外中医古籍目录调研和孤本回归工作,收集了11个国家和2个地区137个图书馆的240余种书目,基本摸清流失海外的中医古籍现状,确定国内失传的中医药古籍共有220种,复制出版海外所藏中医药古籍133种。2010年,国家财政部、国家中医药管理局设立"中医药古籍保护与利用能力建设项目",资助整理400余种中医药古籍,并着眼于加强中医药古籍保护和研究机构建设,培养中医古籍整理研究的后备人才,全面提高中医药古籍保护与利用能力。

在此,国家中医药管理局成立了中医药古籍保护和利用专家组和项目办公室,专家组负责项目指导、咨询、质量把关,项目办公室负责实施过程的统筹协调。专家组成员对古籍整理研究具有丰富的经验,有的专家从事古籍整理研究长达70余年,深知中医药古籍整理研究的重要性、艰巨性与复杂性,履行职责认真务实。专家组从书目确定、版本选择、点校、注释等各方面,为项目实施提供了强有力的专业指导。老一辈专家的学术水平和智慧，是项目成功的重要保证。项目承担单位山东中医药大学、南京中医药大学、上海中医药大学、福建中医药大学、浙江省中医药研究院、陕西省中医药研究院、河南省中医药研究院、辽宁中医药大学、成都中医药大学及所在省市中医药管理部门精心组织，充分发挥区域间互补协作的优势，并得到承担项目出版工作的中国中医药出版社大力配合，全面推进中医药古籍保护与利用网络体系的构建和人才队伍建设，使一批有志于中医学术传承与古籍整理工作的人才凝聚在一起，研究队伍日益壮大，研究水平不断提高。

本着"抢救、保护、发掘、利用"的理念，该项目重点选择近60年未曾出版的重要古医籍，综合考虑所选古籍的保护价值、学术价值和实用价值。400余种中医药古籍涵盖了医经、基础理论、诊法、伤寒金匮、温病、本草、方书、内科、外科、女科、儿科、伤科、眼科、咽喉口齿、针灸推拿、养生、医案医话医论、医史、临证综合等门类，跨越唐、宋、金元、明以迄清末。全部古籍均按照项目办公室组织完成的行业标准《中医古籍整理规范》及《中医药古籍整理细则》进行整理校注，绝大多数中医药古籍是第一次校注出版，一批孤本、稿本、抄本更是首次整理面世。对一些重要学术问题的研究成果，则集中收录于各书的"校注说明"或"校注后记"中。

"既出书又出人"是本项目追求的目标。近年来，中医药古籍整理工作形势严峻，老一辈逐渐退出，新一代普遍存在整理研究古籍的经验不足、专业思想不坚定等问题，使中医古籍整理面临人才流失严重、青黄不接的局面。通过本项目实施，搭建平台，完善机制，培养队伍，提升能力，经过近5年的建设，锻炼了一批优秀人才，老中青三代齐聚一堂，有效地稳定了研究队伍，为中医药古籍整理工作的开展和中医文化与学术的传承提供必备的知识和人才储备。

本项目的实施与《中国古医籍整理丛书》的出版，对于加强中医药古籍文献研究队伍建设、建立古籍研究平台，提高古籍整理水平均具有积极的推动作用，对弘扬我国优秀传统文化，推进中医药继承创新，进一步发挥中医药服务民众的养生保健与防病治病作用将产生深远影响。

第九届、第十届全国人大常委会副委员长许嘉璐先生，国家卫生计生委副主任、国家中医药管理局局长、中华中医药学会会长王国强先生，我国著名医史文献专家、中国中医科学院马继兴先生在百忙之中为丛书作序，我们深表敬意和感谢。

由于参与校注整理工作的人员较多，水平不一，诸多方面尚未臻完善，希望专家、读者不吝赐教。

国家中医药管理局中医药古籍保护与利用能力建设项目办公室

二〇一四年十二月

许 序

　　"中医"之名立，迄今不逾百年，所以冠以"中"字者，以别于"洋"与"西"也。慎思之，明辨之，斯名之出，无奈耳，或亦时人不甘泯没而特标其犹在之举也。

　　前此，祖传医术（今世方称为"学"）绵延数千载，救民无数；华夏屡遭时疫，皆仰之以度困厄。中华民族之未如印第安遭染殖民者所携疾病而族灭者，中医之功也。

　　医兴则国兴，国强则医强。百年运衰，岂但国土肢解，五千年文明亦不得全，非遭泯灭，即蒙冤扭曲。西方医学以其捷便速效，始则为传教之利器，继则以"科学"之冕畅行于中华。中医虽为内外所夹击，斥之为蒙昧，为伪医，然四亿同胞衣食不保，得获西医之益者甚寡，中医犹为人民之所赖。虽然，中国医学日益陵替，乃不可免，势使之然也。呜呼！覆巢之下安有完卵？

　　嗣后，国家新生，中医旋即得以重振，与西医并举，探寻结合之路。今也，中华诸多文化，自民俗、礼仪、工艺、戏曲、历史、文学，以至伦理、信仰，皆渐复起，中国医学之兴乃属必然。

迄今中医犹为国家医疗系统之辅，城市尤甚。何哉？盖一则西医赖声、光、电技术而于20世纪发展极速，中医则难见其进。二则国人惊羡西医之"立竿见影"，遂以为其事事胜于中医。然西医已自觉将入绝境：其若干医法正负效应相若，甚或负远逾于正；研究医理者，渐知人乃一整体，心、身非如中世纪所认定为二对立物，且人体亦非宇宙之中心，仅为其一小单位，与宇宙万象万物息息相关。认识至此，其已向中国医学之理念"靠拢"矣，虽彼未必知中国医学何如也。唯其不知中国医理何如，纯由其实践而有所悟，益以证中国之认识人体不为伪，亦不为玄虚。然国人知此趋向者，几人？

国医欲再现宋明清高峰，成国中主流医学，则一须继承，一须创新。继承则必深研原典，激清汰浊，复吸纳西医及我藏、蒙、维、回、苗、彝诸民族医术之精华；创新之道，在于今之科技，既用其器，亦参照其道，反思己之医理，审问之，笃行之，深化之，普及之，于普及中认知人体及环境古今之异，以建成当代国医理论。欲达于斯境，或需百年欤？予恐西医既已醒悟，若加力吸收中医精粹，促中医西医深度结合，形成21世纪之新医学，届时"制高点"将在何方？国人于此转折之机，能不忧虑而奋力乎？

予所谓深研之原典，非指一二习见之书、千古权威之作；就医界整体言之，所传所承自应为医籍之全部。盖后世名医所著，乃其秉诸前人所述，总结终生行医用药经验所得，自当已成今世、后世之要籍。

盛世修典，信然。盖典籍得修，方可言传言承。虽前此50余载已启医籍整理、出版之役，惜旋即中辍。阅20载再兴整理、出版之潮，世所罕见之要籍千余部陆续问世，洋洋大观。

今复有"中医药古籍保护与利用能力建设"之工程，集九省市专家，历经五载，董理出版自唐迄清医籍，都 400 余种，凡中医之基础医理、伤寒、温病及各科诊治、医案医话、推拿本草，俱涵盖之。

噫！璐既知此，能不胜其悦乎？汇集刻印医籍，自古有之，然孰与今世之盛且精也！自今而后，中国医家及患者，得览斯典，当于前人益敬而畏之矣。中华民族之屡经灾难而益蕃，乃至未来之永续，端赖之也，自今以往岂可不后出转精乎？典籍既蜂出矣，余则有望于来者。

谨序。

第九届、十届全国人大常委会副委员长

许嘉璐

二〇一四年冬

王 序

中医学是中华民族在长期生产生活实践中，在与疾病作斗争中逐步形成并不断丰富发展的医学科学，是中国古代科学的瑰宝，为中华民族的繁衍昌盛作出了巨大贡献，对世界文明进步产生了积极影响。时至今日，中医学作为我国医学的特色和重要医药卫生资源，与西医学相互补充、相互促进、协调发展，共同担负着维护和促进人民健康的任务，已成为我国医药卫生事业的重要特征和显著优势。

中医药古籍在存世的中华古籍中占有相当重要的比重，不仅是中医学术传承数千年最为重要的知识载体，也是中医为中华民族繁衍昌盛发挥重要作用的历史见证。中医药典籍不仅承载着中医的学术经验，而且蕴含着中华民族优秀的思想文化，凝聚着中华民族的聪明智慧，是祖先留给我们的宝贵物质财富和精神财富。加强对中医药古籍的保护与利用，既是中医学发展的需要，也是传承中华文化的迫切要求，更是历史赋予我们的责任。

2010 年，国家中医药管理局启动了中医药古籍保护与利用能力建设项目。这既是传承中医药的重要工程，也是弘扬优秀民族文化的重要举措，不仅能够全面推进中医药的有效继承和创新发展，为维护人民健康作出贡献，也能够彰显中华民族的璀璨文化，为实现中华民族伟大复兴的中国梦作出贡献。

相信这项工作一定能造福当今，嘉惠后世，福泽绵长。

国家卫生和计划生育委员会副主任

国家中医药管理局局长

中华中医药学会会长

王国强

二〇一四年十二月

马 序

新中国成立以来，党和国家高度重视中医药事业发展，重视古籍的保护、整理和研究工作。自 1958 年始，国务院先后成立了三届古籍整理出版规划小组，分别由齐燕铭、李一氓、匡亚明担任组长，主持制定了《整理和出版古籍十年规划（1962—1972）》《古籍整理出版规划（1982—1990）》《中国古籍整理出版十年规划和"八五"计划（1991—2000）》等，而第三次规划中医药古籍整理即纳入其中。1982 年 9 月，卫生部下发《1982—1990 年中医古籍整理出版规划》，1983 年 1 月，中医古籍整理出版办公室正式成立，保证了中医古籍整理出版规划的实施。2002 年 2 月，《国家古籍整理出版"十五"（2001—2005）重点规划》经新闻出版署和全国古籍整理出版规划领导小组批准，颁布实施。其后，又陆续制定了国家古籍整理出版"十一五"和"十二五"重点规划。国家财政多次立项支持中国中医科学院开展针对性中医药古籍抢救保护工作，文化部在中国中医科学院图书馆专门设立全国唯一的行业古籍保护中心，国家先后投入中医药古籍保护专项经费超过 3000 万元，影印抢救濒危珍、善、孤本中医古籍1640余种，开展了海外中医古籍目录调研和孤本回归工作。2010年，国家财政部、国家中医药管理局安排国家公共卫生专项资金，设立了"中医药古籍保护与利用能力建设项目"，这是继1982～1986年第一批、第二批重要中医药古籍整理之后的又一次大规模古籍整理工程，重点整理新中国成立后未曾出版的重要古籍，目标是形成并普及规范的通行本、传世本。

为保证项目的顺利实施，项目组特别成立了专家组，承担咨询和技术指导，以及古籍出版之前的审定工作。专家组中的许多成员虽逾古稀之年，但老骥伏枥，孜孜不倦，不仅对项目进行宏观指导和质量把关，更重要的是通过古籍整理，以老带新，言传身教，培养一批中医药古籍整理研究的后备人才，促进了中医药古籍保护和研究机构建设，全面提升了我国中医药古籍保护与利用能力。

作为项目组顾问之一，我深感中医药古籍保护、抢救与整理工作的重要性和紧迫性，也深知传承中医药古籍整理经验任重而道远。令人欣慰的是，在项目实施过程中，我看到了老中青三代的紧密衔接，看到了大家的坚持和努力，看到了年轻一代的成长。相信中医药古籍整理工作的将来会越来越好，中医药学的发展会越来越好。

欣喜之余，以是为序。

中国中医科学院研究员

马继兴

二〇一四年十二月

校注说明

一、作者及本书概况

洪基，字九有，明代安徽新安县人，生平不详。据《摄生秘剖》自序言，洪氏酷嗜医学，于业儒之暇，遍览医书，同时榜示于门以兑换奇方，广搜博采，历经二十余年，求得方剂数以万计，从中"特拈其丸散方之最神奇、最切用者"，录而成书，名为《胞与堂丸散谱》。刊行时张枢为之作序，并题其谱曰"摄生秘剖"。《摄生总要》书凡九卷，分为四部分：《摄生秘剖》四卷、《房术奇书》二卷、《摄生种子秘剖》二卷、《种子方剖》一卷。

《摄生秘剖》共录有方剂 80 首，是著者于所集众多医方中精选、汇录而成，剂型包括丸、散、丹、膏、酒等。各方均先述主治，再列方药组成、制备及服用方法，并详细阐发病机、方义。据《方剂大辞典》，以该书为方源者有 31 首，其中有洪氏自创方，亦有引录前人者；医理、方药的阐发多引用《内经》《颐生微论》《医方考》《原机启微》等书及王冰、李杲等言论，同时又多有发挥之处。诸丸散方应用于养生及内、外、妇、儿、五官科等疾病，平实切用，论理精详。因所选皆为平实切用之方，故流传广泛，价值极高。

《房术奇书》，又称《陈希夷房术玄机中萃纂要》，传抄自任拱辰。内容包括筑基、铸剑、调神、聚财、结友、择地、择鼎等，主要论述以性养生进而延年益寿的方法，并载方 57 首。

《摄生种子秘剖》分上下两卷，共 32 篇，上卷主要论述养生之法，强调四季、导引及治心在养生中的重要性，并载有十月受胎图及相应的保胎方；下卷为房中之术及壮阳益女延寿方药，共载方 33 首，图 26 幅。

《种子方剖》一卷，包括《继嗣珍宝》8 篇与《金精直指》7 篇，载方 5 首。《继嗣珍宝》内含种子、调经、摄生之法，据《跋祈嗣种子篇后》"得此书不自私于己，用广其传，刊行天下"，可知本卷非洪基所作；《金精直指》以阴阳八卦阐发求嗣种子之理。

二、版本

《摄生总要》现存版本馆藏情况如下。

1. 清光绪三年丁丑（1877）石渠阁刻本《摄生总要》，藏于辽宁省图书馆、河北医科大学图书馆。

2. 清光绪十五年己丑（1889）六吉堂刻本《摄生总要》，藏于国家图书馆。

3. 清光绪三十一年乙巳（1905）刻本《摄生总要》，藏于中国中医科学院图书馆。

4. 清文锦堂刻本《摄生总要》，藏于中国中医科学院中国医史文献研究所。

5. 民国十年（1921）上海振声译书社石印本《生育宝鉴》，藏于广东省立中山图书馆。

6. 石印本《生育指南》，藏于广东省立中山图书馆。

石渠阁刻本年代较早，内容完备，校订较为精良；六吉堂刻本内容有缺失。因此，本次整理以石渠阁刻本为底本，以清光绪三十一年乙巳本（下简称"光绪本"）、清文锦堂刻本（下简称"文锦堂本"）为校本。另以本书所引《千金要方》《医方考》《颐生微论》《原机启微》诸书之现行通行本进行他校。因《摄生秘剖》现存有明崇祯十一年戊寅（1638）刻本（下简称"崇祯本"），年代最早，朱墨双色套印，质量最高，故《摄生秘剖》部分又以崇祯本为校本。

三、校勘体例

1. 凡原书中的繁体字，均改为规范简化字。为适应横排版的需要，原书表示文字方位之"右"今改为"上"。

2. 采用现代标点方法，对原书进行重新句读。

3. 原书《摄生秘剖》部分每一卷首均有"石渠阁精订摄生秘剖""新安洪基九有恭订"，卷末均有"摄生秘剖卷……终"字样，一并删除，不出校。

4. 《摄生秘剖》中引录他书如《颐生微论》《医方考》等，均于方下小字注明出处。原书有脱漏处，今据崇祯本及上下文例补齐，不出校。

5. 凡底本中因写刻致误的明显错别字，予以径改，不出校。

6. 药名系省写、误写、与现通行写法不一者予以径改，不出校。如"兔丝子"改为"菟丝子"，"史君子"改为"使君子"，"白薜皮"改为"白鲜皮"，"硃砂"改为"朱砂"，"山查"改为"山楂"，"萝蔔"改为"萝卜"，"萹豆"改为"扁豆"。

目 录

摄生秘剖

题胞与堂丸散谱引

夫医之为道，理与法而已。非理无以立论，非法无以立方。有方无论，何以识病？有论无方，何以模仿？余友九有氏之丸散说，祖述《内经》，羽翼《本草》，其理其法，真昭揭如日月矣。使人人知方，在在①解剂，将并菽粟以行于世，而与天地相终始者哉！余甚珍之，详为披阅，请付剞劂②为谱，因题其谱曰"摄生秘剖"，复赘数言于简端，惟愧扬榷③之未既。

云阳张夬④书于仪曹清署

---

① 在在：处处，到处。

② 剞劂（jī jué 机决）：雕版，刻书。

③ 扬榷（què 确）：举其旨要。

④ 张夬（guài 怪）：夬，原误作"夫"，形近致误，据光绪本改。张夬，字撒藩，崇祯辛未（1631）进士。

胞与堂丸散谱引

夫医，世所传阴功，养生居半者也。龙门太史叙秦越人、淳于意之奇至已，而惜其身之不免，何也？岂其擅一技暖暖姝姝①，因之罟②利肆欲夫③？谓以药石针剂，和天地之乖沴④，辅人事之不及者未讲也。余友洪九有，以硕儒攻医，探诸经验奇方，悉谱而详说之，付梓行，博济域中疾苦，真所谓"民为胞，物为与"⑤ 之盛心也。近骘⑥其身为羡门、广成⑦；远骘其昆裔⑧，翼明时膺茂祉⑨者，不蔡⑩

---

① 暖暖姝姝（xuán xuán shū shū 玄玄书书）：原作"暖暖姝姝"，形近致误，据崇祯本改。暖，柔貌；姝，士之美者；暖暖姝姝，自满、沾沾自喜的样子。《庄子·徐无鬼》："所谓暖暖姝者，学一先生之言，则暖暖姝姝而私自说也，自以为足矣，而未知未始有物也。"

② 罟（gǔ 古）：网，引申为捞取。

③ 夫：原作"天"，形近致误，据崇祯本改。

④ 天地之乖沴（lì 利）：天地四时之气不和而生的灾害。沴，不和。

⑤ 民为胞，物为与：语出宋代张载《西铭》："民吾同胞，物吾与也。"意谓世人皆为我的同胞，万物俱为我的同辈，后以"民胞物与"谓泛爱一切人与物。

⑥ 骘（zhì 治）：升，登。

⑦ 羡门、广成：均是古代神话人物，因得养生之道而成仙。羡门，《史记·秦始皇本纪》载："三十二年，始皇之碣石，使燕人卢生求羡门、高誓。"广成，即广成子，《庄子·在宥》载有黄帝问道于广成子的故事。

⑧ 昆裔：后裔，后代。

⑨ 茂祉：原作"茂社"，形近致误，据崇祯本改。茂祉，多福。

⑩ 蔡：此为龟卜、占卜之义。《淮南子·说山训》："大蔡神龟，出于沟壑。"高诱注："大蔡，元龟之所出地名，因名其龟为大蔡。"

可知已。余见而钦之，特书数语简端，以为异日左券①。

东瀛林冲霄题于环碧清署

---

① 异日左券：异日，他日，将来。左券，契约。古代契约分为左右两券，各执其一，合之以为信。此指以待日后验证凭据。

赠九有词文

医国剩长才，方外经纶书是药

调元藉妙手，人间游戏佛为心

楚人友弟阙士登①

---

① 阙士登：阙，原作"门"，据光绪本、崇祯本改。阙士登，字岸先，明崇祯时拔贡，历任汶川、涉县知县。

精订丸散谱缘起

余性嗜医，每于业儒之暇，旁搜医典，究心于兹，盖亦有年。因走四方，就正有道。原夫医理，惟方与法而已。归来，日读三世四家之书，以穷其法。觅方心切，更榜其门曰：兑换奇方。海内高人异士怀奇方者，咸折节而辱教焉。由是廿载，辛勤倒屣负笈①，总其所得之方几以万计。特拈其丸散方之最神奇、最切用者若干种，制以疗人，辄施辄效。信乎，古昔神良之医，洞窥造化，熟晓阴阳，按证处方，自有精理。胡世之执流忘源，泥方遗理也？此丸散之不能已于说矣。乃于其升降、浮沉、寒热、温平、良毒之性，宣②通、补泻、轻重、滑涩、燥湿、反正、逆从之理，揆之于经，酌以心见，参之于证，演以肤言，覈③综详悉，各镌成篇。令千世而下，犹见先哲立方深意，以免妄投。说中有所援引，仍系书目。更为之删繁补略，务阐方旨透彻而止。凡发一丸散，必附一说以告。故每篇赘以堂名姓氏，以志余药耳。不意格理寻源之士，遝迮来索，因合为谱。然而堂名姓氏殊觉赘烦，宁不贻讥大方乎？切欲削去，奈分用处多，今姑存之。得是谱者，

---

① 倒屣负笈：此喻洪基求方的热情与搜方的辛劳。倒屣，典出《三国志·王粲传》，蔡邕听说王粲到来，急于出迎，将鞋倒穿。负笈，背着书箱，形容读书之多。

② 宣：原误作"宜"，形近致误，据崇祯本、光绪本、文锦堂本改。

③ 覈（hé 核）：查核。

幸为谅焉。是谱也，乃余一片婆心，愿天下为有本之学，苟有志乎医者，于此谱而推广之。医理虽深，其于处方用药，思过半矣。又如嘉遁①山林，遨游湖海，求良医而不速得，按谱而斟酌自药焉，则亦尊生②之一助云。此谱之所由订也。

新安洪基谨识

---

① 嘉遁：语出《易经》第三十三卦遁卦。此谓合乎时宜的隐遁。
② 尊生：即养生。

摄生丸散说

丸散以画一①名者，盖药无欺而价不二也。本堂以经验奇方而加之上品药料炮制，精工修合处谨实，于天不愧，于人不怍②矣。以故药监画一之誓，价定现画一之规。至若人参丸、牛黄丸，群药预各为末，封固收贮。其中贵药，俟需用者面入，即着众手齐成，旋付携回。此千虑一得之愚，为至真至便之法。所面入者，惟人参、牛黄、珍珠、琥珀之属而已。余药断不吝其贵而欺而二，以虚画一之名也。

丸散说终

---

① 画一：一致、一律。
② 怍（zuò 坐）：惭愧。

天王补心丹

治心血不足，神志不宁，津液枯竭，健忘怔忡，大便不利，口舌生疮等证。

人参去芦　丹参微炒　玄参微炒　白茯苓去皮　五味子①烘　远志去木，炒　桔梗各五钱　当归身酒洗　天门冬去心　麦门冬去心　柏子仁炒　酸枣仁炒，各二两　生地黄酒洗，四两　辰砂五钱，为衣

上为末，炼蜜丸如梧桐子大。空心白滚汤下三钱，或圆眼汤俱佳。忌胡荽、大蒜、萝卜、鱼腥、烧酒。

心者，神明之官也。忧愁思虑则伤心，神明受伤，则主不明而十二官危，故健忘怔忡。心主血，血燥则津枯，故大便不利。舌为心之外候，心火炎上，故口舌生疮。是丸以生地为君者，取其下入足少阴以滋水主，水盛可以伏火。况地黄为血分要药，又能入手少阴也。枣仁、远志、柏仁，养心神者也。当归、丹参、玄参，生心血者也。二冬助其津液，五味收其耗散，参苓补其气虚。以桔梗为使者，欲载诸药入心，不使之速下也。《颐生微论》

---

① 五味子：诸本用量同，《颐生微论·丸方十八首》五味子用量作"二两"。

人参固本丸①

治肾虚肺热，喘嗽发渴等证。

人参去芦，二两　天门冬去心，槌薄，曝干或焙干　麦门冬去心，槌薄，曝干或焙干　生地黄酒洗，槌薄，曝干或焙干　熟地黄忌铁，杵膏，各四两

上为末，炼蜜丸如梧桐子大。空心，白滚汤下三钱。忌萝卜、鱼腥。

天一生水，故肾为万物之原，人身之本也，自戕其原，则本不固而劳热作矣，热则火来乘金而喘嗽生焉。故取生熟地黄，味之厚者，以补肾凉肾为君，精不足者，补之以味也。取天麦门冬，气之清者，以平肺保肺为臣，虚则补其母也。以人参补气为佐，《内经》所谓无阳则阴无以生②，亦取化源之法也。倘肺热伤肺之说横于胸中，畏参不用，则独阴不长，将坐而待毙耶？《颐生微论》

补天大造丸

治男女天癸虚损。

黄柏盐水炒　败龟板酥，酒炙，各四两　杜仲姜汁炒，断丝

---

① 人参固本丸：诸本同，《颐生微论·膏方六首》方名作"人参固本膏"，为膏剂。

② 无阳则阴无以生：语出唐·王冰《重广补注黄帝内经素问·四气调神大论》："无阴则阳无以生，无阳则阴无以化。"

牛膝　陈皮各二两　夏加五味子炒，二两①　冬加干姜五钱，共末　紫河车一具，用河水浸洗，以银簪挑去血丝，洗极净后，以酒再洗，蒸烂捣丸

炼蜜为丸，如梧桐子大。空心以温酒送下三钱。

天癸者，男之精，女之血，先天得之以成形，后天得之以有生者也，故曰天癸。用黄柏、龟板、杜仲、牛膝，皆濡润味厚物也，使其降而补阴。复用陈皮，假以疏滞。夏加五味者，扶其不胜之金也；冬加干姜者，壮其无光之火也。《经》曰：无伐天和②，此之谓也。紫河车者，人胞也，亦精血之所融结，乃无极之盛，未生之天也。已生之后，天癸虚损，补以草木之药，非③其类也，卒难责效。人胞名曰混沌皮，则亦天耳。以先天之天补后天之天，所谓补以类也，故曰补天。《医方考》

班龙丸

治诸虚百损，髓竭精枯，殊有奇效。

鹿茸酒炙　鹿角胶炒成珠　鹿角霜　阳起石煅红，酒淬　肉苁蓉酒浸，去甲　酸枣仁炒　柏子仁炒　黄芪酒炙，各一两　当归酒炒　黑附子炮　熟地黄杵膏，各八钱　辰砂五钱

上为细末，酒糊丸如梧桐子大。每服三钱，空心酒

---

① 二两：崇祯本同，光绪本、文锦堂本及《医方考·虚损劳瘵门》并作"一两"。

② 无伐天和：语出《素问·五常政大论》。

③ 非：原误作"井"，形近致误，据崇祯本及光绪本改。

送下。

《微论》曰：肾气虚则督脉伤而精竭。鹿性热而淫，得天地之阳气最全，故以鼻向尾能通督脉，足于精者也。茸、胶、霜三物同用，盖以阳气在头，取其全耳。阳起、苁蓉、附子，取其直入少阴。枣仁、柏子、辰砂，皆安神之品。仙经曰：神足则气旺，气旺则精生也。黄芪、当归和上下之气血。酒糊为丸，通表里之隧道，且助添药势，令诸品无微不达。命曰班龙者，龙配东方，属木为阳，且取其雄矫，此丸为健阳而设，因以名之。故昔人有歌曰：尾闾不禁沧海竭，九转灵丹都谩说；惟有班龙顶上珠，能补玉堂阙下穴。但真阴下损、亢阳上乘者，不宜轻投，反济其火。

六味地黄丸

治肾经不足，发热作渴，小便淋秘，气壅痰嗽，头目晕眩，眼花耳聋，咽燥舌痛，齿牙不固，腰膝痿软，自汗盗汗，诸血失音，水泛为痰，血虚损燥，下部疮疡，足跟作痛等证，补益之功不能尽述。

熟地黄八两，忌铁，杵膏　山茱萸酒润，去核　干山药炒，各四两　牡丹皮酒洗，微炒　白茯苓去皮，乳制　泽泻去毛，酒浸，焙，各三两

上为末，炼蜜丸如梧桐子大。空心淡盐水下三钱。忌萝卜。

肾者，水脏也。水衰则龙雷之火无畏而亢上。故王启玄①曰："壮水之主，以制阳光。"即经所谓求其属而衰之②也。地黄味厚，为阴中之阴，专主补肾填精，故以为君。山茱萸酸味归肝，乙癸同治之义，且肾主闭藏，而酸敛之性正与之宜也。山药味甘，归脾，安水之仇，故用二味为臣。丹皮亦入肝，其用主宣通，所以佐茱萸之涩也。茯苓亦入脾，其用主通利，所以佐山药之滞也。且色白属金，能培肺部，又有虚则补母之义。至于泽泻，有三功焉：一曰利小便以清相火；二曰行地黄之滞，引诸药速达肾经；三曰有补有泻，诸药无喜攻增气之虞，故用以为使。此丸为益肾之圣药，而昧者薄其功缓。盖用药者有四失也：一则地黄非怀庆③则力浅；一则地黄非自制则不熟，且有犯铁之弊；一则疑地黄之滞而减之，则君主弱；一则恶泽泻之渗而减之，则使者微。蹈是四失而顾咎药之无功，毋乃愚乎？《颐生微论》

---

① 王启玄：唐代王冰的道号，因曾为太仆令，故又称"王太仆"。下"壮水之主，以制阳光"语出《重广补注黄帝内经素问·至真要大论》王冰注。

② 求其属而衰之：语出《景岳全书·传忠录》。原文作："凡病有不可正治者，当从阳以引阴，从阴以引阳，各求其属而衰之。"

③ 怀庆：即古怀庆府，今河南省焦作市所辖地域。地黄以怀庆所产者为佳。

七味地黄丸

旧名加减八味丸，以其混，故改正之①

治肾水不足，虚火上炎，发热作渴，口舌生疮，或牙龈溃烂，咽喉作痛，或形体憔悴，寝汗发热，五脏齐损，火拒上焦等证。

熟地黄八两，忌铁，杵膏　山茱萸酒润，去核　干山药炒，各四两　牡丹皮酒洗，微炒　白茯苓去皮，乳制　泽泻去毛，酒浸，焙，各三两　肉桂去皮，忌火，一两

上为末，炼蜜为丸，如梧桐子大。空心淡盐汤送下三钱。忌萝卜。

肾水不足，虚阳僭上，必用此丸引火归原。夫在君火，可以湿伏，可以直折；在相火，惟当从其性而伏之。肉桂性热，与火同性，杂在下焦壮水药中，能引无根虚火降而归经，此方以类聚之义也。且肉桂之质在中半以下，故其性专走肾经下部，此本乎地者亲下②之义也。又况相火寄于甲乙之间，肝胆木旺则巽风③动而烈火焰明。古人谓此方不可泻，泻肝即所以泻肾。本草曰：木得桂而枯，乃伐肝之要药也。经曰：热因热用④，从治之妙法，正与

---

① 旧名……故改正之：原脱，据崇祯本及光绪本补。
② 本乎地者亲下：语出《易经·乾》。
③ 巽（xùn迅）风：东南风，又称清明风、景风。古有八卦主八风之说。
④ 热因热用：语出《素问·至真要大论》。

从其性而伏之义相合。或者畏其热而遗之，岂达造化升降之微乎？黄柏、知母治相火，仅可施于壮实者暂用之。若虚火而误用之，则肾因泻而愈虚，愈虚而虚火愈炽矣。《素问》气增而胜及久用寒凉反从火化之说，独不闻乎？

《颐生微论》

八味地黄丸

治命门火衰，不能生土，以致脾胃虚寒，饮食少思，大便不实，脐腹疼痛，夜多溲溺，或阴格阳，内真寒而外假热等证。

熟地黄八两，忌铁，杵膏　山茱萸酒润，去核　干山药炒，各四两　牡丹皮酒洗，微炒　白茯苓去皮，乳制　泽泻去毛，酒浸，焙，各三两　肉桂去皮，忌火，一两　熟附子如法详制，一两

上为末，炼蜜丸如梧桐子大。空心淡盐汤送下三钱。忌萝卜。

肾有两枚，皆属于水，虽有左右之分，初无水火之别，考之《内经》，昭然可晓。仙经曰：两个一般无二样，中间一点是真精。又曰：两肾中间一点明。夫真精也，明也，即命门相火也。命门乃穴名，而其穴在两肾中间。盖一阳生于二阴之间，所以成乎坎，而象天之北也。经曰：少火生气①，人无此火，生化之原或几乎息矣。

---

① 少火生气：语出《素问·阴阳应象大论》。

是丸也，肉桂、附子味厚而辛热，味厚则能入阴，辛热则能益火，故能入少阴而益命门之火。地黄、山萸味厚而质润，味厚则能养阴，质润则能壮水[①]，故能滋少阴而壮坎中之水。火欲实，则泽泻、丹皮之咸酸可以引而泻之；水欲实，则山药、茯苓之甘淡可以渗而制之，水火得其养则肾复其天矣。王太仆曰"益火之原，以消阴翳"[②]，八味丸是也。

金匮肾气丸

治脾肾[③]大虚，腰重脚重，小便不利，肚腹肿胀，四肢浮肿，喘急痰盛，已成蛊症，其效如神。

熟地黄四两，忌铁，杵膏　白茯苓去皮，乳制，三两　山茱萸酒润，去核　干山药微炒　牡丹皮酒洗，微炒　泽泻去毛，酒浸，焙干　车前子微炒　川牛膝酒洗，焙干　肉桂去皮，忌火，各一两　附子如法制熟，五钱

上为末，炼蜜丸如梧桐子大。空心白滚汤送下三钱。忌萝卜。

先哲谓土为万物之母，水为万物之源，身中所最重者。脾虚则土不能制水，肾[④]虚则水不能安位，故逆行而

① 水：原误作"分"，据崇祯本及光绪本改。
② 益火之原，以消阴翳：语出《重广补注黄帝内经素问·至真要大论》王冰注。
③ 肾：原作"胃"，形近致误，据崇祯本改。
④ 肾：此后原衍一"肾"字，据崇祯本及光绪本删。

泛滥于皮肤之间，因而攻逐，虚虚之祸，殆不可言。八味丸，脾肾要药，佐以车前泄太阴之水，牛膝开少阴之窍。故服之其小便如泉，而胀可遄①已，又无损于真元之气也。《颐生微论》

滋阴大补丸

治阴阳两虚，平补之剂。

熟地黄二两　川牛膝　山药各一两五钱　山茱萸去核　杜仲姜汁炒，去丝　白茯苓　巴戟天去心　五味子炒　小茴香炒　肉苁蓉　远志去心，各一两　石菖蒲　枸杞子各五钱，俱制为末

红枣肉为丸，如梧桐子大。空心白滚汤送下三钱。

地黄、牛膝、杜仲、山萸、五味、枸杞，滋阴药也。巴戟、苁蓉、茴香、远志、菖蒲、山药、茯苓、红枣，养阳药也。滋阴者润而不寒，养阳者温而不热。丹溪立方之稳，大都如此。中年之人服之殊当。《医方考》

虎潜丸

治肾阴不足，筋骨痿软，不能步履。

黄柏盐酒炒　知母盐酒炒　熟地黄杵，各三两　锁阳　当归各一两五钱　陈皮去白　白芍药酒炒　牛膝各一两　虎胫骨一两，酥炙透　败龟板四两，酥炙透

---

① 遄（chuán 船）：快，迅速。

上为末，煮羯①羊肉捣为丸，如梧桐子大。淡盐汤送下三钱，或温酒亦可。

人之一身，阴气在下，阴不足则肾虚。肾主骨，故艰于步履。龟属北方，得天地之阴气最厚，故用以为君。虎属西方，得天地之阴气最强，故用以为臣。独取胫骨，从类之义也。用此二物者，古人所谓草木之药，性偏难效；气血之属，异类有情也。黄柏、知母所以去骨中之热，地黄、归、芍所以滋下部之阴。阴虚则阳气泄越而上，故加锁阳以禁其上行，加陈皮以导其下降。精不足者，补之以味②，故用羊肉为丸。命曰虎潜者，虎，阴也；潜，藏也，欲其封闭气血而退藏于密也。《颐生微论》

鱼鳔丸

固精明目，种子神方。

明净鱼鳔一斤，分四份，用牡蛎粉、蛤粉、陈壁土、麦麸各拌炒成珠　鹿角胶　鹿角霜各四两　人参去芦　天门冬去心③麦门冬去心　当归酒洗　泽泻去毛　山茱萸去核　石菖蒲去毛　莲须　赤石脂　五味子去梗　覆盆子去蒂　白茯苓　车前子　白术土炒　广木香不见火　柏子仁白净者　酸枣仁各一两　山药姜汁炒　金钗石斛　川巴戟去心　川牛膝去芦，酒洗

---

① 羯（jié 结）：阉过的公羊。
② 精不足者补之以味：语出《素问·阴阳应象大论》。
③ 心：原作"■"，据崇祯本及光绪本补。

川椒_{去目与梗及闭口者，微炒去汗①}　生地黄　熟地黄　地骨皮_{去木与土}　杜仲_{炒断丝}　远志_{去土与芦，甘草汤泡，去心}　肉苁蓉_{酒洗，去心膜，晒干}　枸杞子_{酒蒸}　菟丝子_{洗去土，用酒拌蒸，捣饼，晒干，各二两}　沙苑蒺藜_{水洗净，酒煮烂，焙干，四两}

　　上各为末，蜜丸如梧桐子大。每服三钱，空心白滚汤送下，或好酒下亦佳。

　　目匪明则无以作哲，嗣不续则无以衍宗，故君子咸重之。然精不足即目蒙，精不足即嗣乏，二者皆宜实其精。世人益精专于补肾，此求其末也。经曰：肾者主水，受五脏六腑之精而藏之。②观诸此言，则肾主藏精耳，而生精之原，固本于五脏六腑也。是丸也，人参、天冬、麦冬、五味用之补肺；菖蒲、柏仁、枣仁、当归、远志用之养心；白术、茯苓、山药、石斛用之养脾；山萸、熟地、覆盆、杜仲、牛膝、巴戟、苁蓉、枸杞、菟丝、蒺藜用之补肝肾。所以然者，肝肾同一治也。乃车前、泽泻③利其灼阴之邪，生地、骨皮平其五脏之火。石脂温涩，补髓固精。木香之窜，所以利六腑。川椒之辛，所以散湿痹。角胶、鱼鳔血气之属，用之所以生精。角霜、莲须收涩之品，用之所以固脱。此则兼五脏六腑而调之。五脏之精实，六腑之气和，夫然后目可明，子可种，而阳可健矣。

---

① 汗：原误作"汁"，形近致误，据光绪本及药物炮制方法改。
② 肾者主水……藏之：语出《素问·上古天真论》。
③ 泻：原误作"烛"，据光绪本及方药组成改。

非达《内经》之旨者，不能识此。此丸种子极易，世相传为周王百子丹云。

扶桑至宝丹

此丹久服不已，自跻上寿，起尪羸，济危弱，驻容颜，须白返黑，却病延年，补髓添精，功效最神。

嫩桑叶须择家园者，不拘多少，洗以长流水，摘去其蒂，曝于日中以干，为末，净，一斤　巨胜子即黑芝麻，此品引经之药，净，四两　白蜜一斤

上将麻用阴阳水煎浓汁二碗，去麻存汁，和蜜炼至滴水成珠，将药末捣和为丸，如梧桐子大。每服百丸，早盐汤、晚酒下。

此丹乃宗①毅皇帝时，袁郡介溪八十八翁传自胡僧。胡僧称宋元以前人也，因翁诚意待之。僧曰：予曩在五台趺坐，有黄冠②授予一服食方。予得而餐之，不知其身之轻于鸿毛，今不可记年矣。举以告翁，乃口诵其诀曰：

蚕食吐丝，织成锦绣。

人食生脂，延年除咎。

复歌曰：

拂桑拂桑高拂云，海东日出气氤氲。

---

①　宗：因避明武宗毅皇帝讳，诸本均作空格，今据《中国历代帝王世系年表》补。

②　黄冠：原指道士束发之冠，此代指道士。

沧海变田几亿载，此树移根今尚存。

结子如丹忽如漆，绿叶英英翠可扪。

真人采窃天地气，留与红霞共吐吞。

濯磨入鼎即灵药，芝术①区区未可群。

餐松有人已仙去，我今朝夕从此君。

叶兮叶兮愿玉汝，绿阴里面有桃津。

授讫遂长往，不可物色之，无他奇，翁不复措意。厥后病剧，药罔效，乃忆胡僧所传，采取修治，一惟其方。服之病霍已，而肌粟遍体生，生而复平，平若换皮骨焉。始知神僧弗欺，久服不已，年至耄耋，而耳目聪明如至②。翁曰：不佞③以皮相胡僧也。今以蒲柳之姿得享松柏之算，敢忘胡僧方哉？因广其传，留俟知音，同登寿域，幸勿以予向之疑胡僧者疑予也。愚谓嫩桑之叶，性本平和，不冷不热，此仙家服食上品，举世鲜知，愚特表而出之。

孔圣枕中丹④

治学问易忘，此丸服之令人聪明。

---

① 芝术：原误作"芝米"，形近致误，据文锦堂本改。原义为灵芝、白术，二味均为服食摄生之要药，在此代指服食摄生之品。谢灵运《昙隆法师诔》："茹芝术而共饵，披法言而同卷。"

② 至：光绪本作"少"，义胜。

③ 不佞（nìng 宁）：旧时对自己的谦称。佞，有才智。

④ 孔圣枕中丹：本方《医方考·健忘门》方名作"孔子大圣枕中方"，《千金要方·好忘第七》方名作"孔子大圣知枕中方"。

败龟板_{醋炙} 龙骨_{研为末，入鸡腹中煮二①宿} 远志_{去心、}苗 菖蒲_{九节者，去毛，切片，各等分}

上为末，蜜丸一钱一丸，每服一丸，温酒化下，日三。一方为散亦可。②

《方考》曰：凡人多识不忘者，心血足而无所蔽也。若心血不足，邪气蔽之，则伤其虚灵之体，而学问易忘矣。龟，介虫之灵物也；龙，鳞虫之灵物也。用龟甲、龙骨者，假二物之灵养此心之灵，欲其同气相求云尔。远志辛温味厚，辛温可使入心，味厚可使养阴。菖蒲味辛气清，味辛则利窍，气清则通神，学问宁复易忘耶？是方也，出于孙真人《千金方》，其来必有所自，但曰孔圣枕中方，则未敢是非也。

耘苗丹

三品：一曰上丹，二曰中丹，三曰小丹，以应天、地、人。

上丹_{不犯金石、桂、附}

五味子_{半斤} 百部_{酒浸，焙} 玉女_{菟丝子酒浸，焙} 肉苁蓉_{酒浸，焙} 思仙木_{杜仲，炒} 不凋草_{巴戟，去心} 细草_{远志，去心} 仙人杖_{枸杞子} 防风_{无父枝者} 白茯苓 思益_{蛇床子} 柏子仁_{另研} 干薯蓣_{以上十三味，各二两}

---

① 二：崇祯本及《医方考·健忘门》并作"一"。
② 上为末……为散亦可：原脱，据崇祯本、光绪本、文锦堂本补。

上末①之，蜜煮面糊为丸，如梧桐子大。空心酒下二三十粒，不饮者盐汤下。春，干枣汤下；夏，五味子加四两，通称十二两；四季，苁蓉加六两，通称半斤，各十八日四立之前也；秋，仙人杖加六两；冬，细草加六两。戊寅、戊申相火司天，中见火运，食②后兼饵养肺平热药。

中丹用桂、附而无金石

黄芪白水③者半禀阴也，陇西者半禀阳也　白芍药　当归各四两　黑附子大者，炮，去皮脐　黄芩各一两，与黑附子同为末，生姜汁和　蜀椒去子，各一两，出汗④　茯苓二两　人参二两　桂去皮，辛者二两

上末之，粟米粥和剂为丸，如梧桐子大。食前酒下二三十粒。

小丹有乳石以扶衰续老，气完者去乳石

生地黄　肉苁蓉　菟丝子酒浸一宿，杵　五味子各五两　柏子仁另研　石斛　巴戟去心　天门冬⑤　蛇床子炒　覆盆子各三两　续断　泽泻　人参　干薯蓣　远志去心　菖蒲　桂去皮　山茱萸去核　白茯苓　杜仲锉，炒，各三两⑥　天

① 末：原误作"药"，据崇祯本、光绪本、文锦堂本改。
② 食：原误作"合"，形近致误，据崇祯本、光绪本、文锦堂本改。
③ 白水：原误作"口水"，形近致误，据崇祯本及光绪本改。白水，地名，今陕西省白水县。
④ 汗：原误作"汁"，形近致误，据光绪本、崇祯本及药物炮制方法改，下同。
⑤ 天门冬：此下崇祯本有小字"去心"二字。
⑥ 三两：崇祯本及光绪本并作"二两"。

雄炮，去皮脐，一两　　成炼钟乳粉扶衰三两，续老二两。服一两，气完者去

上末之，蜜为丸，如梧桐子大。空心酒服十粒或八粒，去乳粉者十五、二十粒。忌五辛、生葱、芜荑、饧、鲤。虚人多记，去乳粉，倍地黄；虚人多忘，倍远志、茯苓神；虚人吸吸，倍覆盆子；欲光泽，倍柏子仁；风虚，倍天雄；虚寒，倍桂；小便赤浊，三倍茯苓，一倍泽泻；呕逆，倍人参。

启玄子曰：南阳真人张仲景戒人妄服燥烈之药，谓药势偏有所助，胜克流变则百病生焉。余师玄珠先生秘授保神守中、和畅荣卫药三方，命曰耘苗丹者，欲以彰微妙之旨。谓人若妄服燥烈药，乃闵苗之不长而揠之者也。人年高或少而禀气受血不强，舍此三药而服尝者，是不耘苗者也。余按：玄珠君耘苗丹，品具五味，妙应三才，真"徂隰徂畛，绵绵其麃"① 也。其功用讵②出南阳真人下哉？但恐传之不广，乃命剞劂，与世共之也。

---

① 徂隰徂畛（cú xí cú zhěn 殂习殂诊），绵绵其麃（biāo 标）：语出《诗经·周颂·载芟》："千耦其耘，徂隰徂畛……厌厌其苗，绵绵其麃。"徂，往，到；隰，低湿的地方；畛，田地里的小路；麃，除草。徂隰徂畛，到洼地田间耕作；绵绵其麃，谷物的穗饱满下垂。此处比喻耘苗丹的重要功用。

② 讵（jù 巨）：岂，难道。

卷二

参苓白术散

治脾胃虚弱，不思饮食。

人参　白茯苓去皮　白术土炒　砂仁微炒　甘草炙　山药炒　桔梗焙　薏苡仁炒　扁豆炒　莲肉去心

上等分为末。不拘时，白滚汤调下二三钱。忌生冷、面食、鱼腥。

脾胃者，土也。土为万物之母，诸脏腑百骸受气于脾胃而后能强。若脾胃一亏，则众体皆无以受气，日见羸弱矣。故治杂症者，宜以脾胃为主。然脾胃喜甘而恶苦，喜香而恶秽，喜燥而恶湿，喜利而恶滞。是散也，人参、扁豆、甘草味之甘者也；白术、茯苓、山药、莲肉、薏仁，甘而微燥者也；砂仁辛香而燥，可以开胃醒脾。桔梗甘而微苦，甘则性缓，故为诸药之舟楫；苦则喜降，则能通天气于地道矣。《医方考》

健脾养胃丸

治脾胃虚弱，男女老少皆宜当服。

人参五钱　白术土炒①　白茯苓　广陈皮　当归酒洗

---

① 土炒：崇祯本此下有小字"二两"。

白芍药炒　麦芽炒，各一两　木香五钱　半夏曲一两　山药二两　枳实五钱

上为末，陈米糊为丸，如椒目大。每服三钱，食后白滚汤送下。

脾胃属土，故土为万物之母。母旺则众体皆强，母伤则众体皆病，此东垣谆谆以脾胃为言也。是丸也，人参、白术以益其气，当归、白芍以滋其血，木香、陈皮以利其滞，麦芽、枳实以消其积，半、苓、山药以燥其湿。湿者燥之，积者消之，滞者利之，血主濡之，气主呴①之，则不刚不柔，无过不及之患，脾胃既得其养，又安有不强健者哉？

调中平胃丸

治脾胃虚弱，中气不调。

人参五钱　黄芪蜜炙　陈皮各二两　甘草蜜炙　苍术泔浸，炒　厚朴姜汁炒　木香各一两

上为末，陈米糊为丸，如椒目大。食后白滚汤下三钱或二钱。

人参、黄芪、甘草甘温之品也。甘者中之味，温②者中之气，气味皆中，故能调补中气。而苍术、厚朴之苦

---

①　呴（xǔ许）：原误作"呵"，形近致误，据崇祯本及《难经·二十二难》"气主呴之，血主濡之"改。呴，慢慢呼气。

②　温：原误作"湿"，形近致误。据崇祯本、光绪本、文锦堂本改。

辛，皆平胃中敦阜之气；陈皮、木香之辛香，能去胃中陈腐之气。夫敦阜之气平，陈腐之气去，宁有不调之中乎？

保和丸

治饮食内伤，令人恶食者，此丸主之。

山楂肉二两　神曲炒　半夏姜汁制，炒　茯苓各一两　萝卜子微炒　陈皮　连翘各五钱

上为末，水跌丸如椒目大。食后，白汤下三钱。

伤于饮食，故令恶食。诸方以厉药攻之，是伤而复伤也。此药味平，良补剂之例也，故曰保和。山楂甘而酸，酸胜甘，故能去肥甘之积；神曲甘而腐，腐胜焦，故能化炮炙之腻；卜子辛而苦，苦下气，故能化面物之滞；陈皮辛而香，香胜腐，故能消陈腐之气；连翘辛而苦，苦泻火，故能去积滞之热；半夏辛而燥，燥胜湿，故能消水谷之气；茯苓甘而淡，淡能渗，故能利湿伤之滞。如此，则脾胃之气复其和矣。《医方考》

枳术丸

治痞消食，强胃健脾。

白术土炒，一斤①　枳实去穰，麸炒，八两②

上为细末，荷叶煨陈米饭为丸，如椒目大。白滚汤

---

① 一斤：诸本同，《颐生微论·丸方十八首》作"二两"。
② 八两：诸本同，《颐生微论·丸方十八首》作"一两"。

送下。

东垣曰：白术苦甘温，其苦味除胃中之湿热，其甘温补脾家之元气，多于枳实一倍。枳实味苦温，泄心下痞闷，消胃中所伤。此药下胃，所伤不能即去，须一两时许，食乃消化。先补虚而后化所伤，则不峻厉矣。荷叶状如仰盂，于卦为震，人感之生足少阳甲胆也。饮食入胃，营气上行，即甲胆之气也。荷叶空清而象风木，此气所感而胃气有不上升者乎？更以煨饭和药，与白术协力，滋养谷气而补脾胃，其利大矣。若用厉药下之，传变诸证，不可胜数。《颐生微论》

香砂枳术丸①

破滞气，消饮食，开胃强脾。

白术一斤，土炒　枳实八两②　木香一两，忌火　砂仁一两

上为末，荷叶煨陈米饭为丸，如椒目大。白滚汤送下三钱。

枳术丸止主饮食自伤。郁则气阻，不能上行；怒则气鼓，因而逆上。必赖木香、砂仁苦以下气，温以和气，所以佐枳、术二味之不及，平肺、肝两脏之有余。芳香之气，脾之所喜。经曰：塞者通之。此丸是已。《颐生微论》

---

①　香砂枳术丸：诸本同，《颐生微论·丸方十八首》方名作"木香枳术丸"，组方中无砂仁。

②　八两：此下崇祯本、文锦堂本并有"去穰麸炒"四字。

橘半枳术丸

健脾消痞利膈。

白术一斤，土炒　枳实八两，去穰，麸炒　橘皮四两　半夏二两，汁炒

上为末，荷叶包陈米饭，煨干为末，糊丸，如椒目大。白滚汤下三钱，或二钱。

此丸用白术以补脾，枳实以消痞，烧饭取其香以益胃，荷叶取其仰以象震。象震者，欲其升生甲胆之少阳也。此易老一时之方，李东垣末年之悟，孰谓立方之旨易闻哉？加橘皮、半夏，利其膈也。如此，则清者升，浊者降，塞者通，滞者利，而脾胃复其常矣。《医方考》

越鞠[①]丸

总治六郁，胸膈痞闷，吞酸呕吐，饮食不化。

香附炒　栀子姜汁炒黑　苍术米泔浸，炒　神曲炒　川芎炒，各等分

上为末，神曲打糊为丸，如椒目大。空心白滚汤下二钱或三钱。

血郁，红花汤下；湿郁，白芷汤下；热郁，灯心汤下；食郁，山楂汤下；痰郁，生姜汤下；气郁，木香

---

① 鞠：原作"麴"，据光绪本、崇祯本改。

汤下。

夫人之有郁气，犹天地之闭塞成冬也，不有以开之，则发育之令息矣。人身中岂可一日见此象乎？丹溪以香附主气，山栀主热，苍术主湿与痰，神曲主食，川芎主血，诚诸郁之总司也。经曰：木郁达之，火郁发之，土郁夺之，金郁泄之，水郁折之。① 治各异法，讵可执一途而取哉？《颐生微论》

牛黄丸

治男妇诸风，缓纵不随，语言謇涩，痰涎壅盛，卒然晕倒，口眼相引，手足挛搐，脊背强直，口吐涎沫；或心怔忡健忘，癫狂痫病，言语错乱，神不守舍；或歌、或哭、或痴、或呆，如见神鬼；或惊悸恐怖，心神恍惚，梦寐不安；或积热吐血，骨蒸劳病；及小儿五痫天吊，急慢惊风，潮热发搐，头目仰视；或痘疹郁结不出，发而为惊等证。

当归一两五钱　川芎一两三钱　白芍二两五钱　人参二两三钱② 白术一两五钱　茯苓一两六钱　甘草五钱③，蜜炙　山药七两　神曲二两五钱　桔梗一两三钱④ 干姜炮，七钱半　肉桂一两八钱　麦冬一两五钱　黄芩一两五钱　防风一两五钱　柴胡一两三钱　杏仁去皮尖，麸炒黄，一两二钱五分　大豆黄卷一

---

① 木郁达之……水郁折之：语出《素问·六元正纪大论》。
② 三钱：崇祯本作"五钱"。
③ 五钱：崇祯本作"五两"。
④ 三钱：崇祯本作"二钱"。

两七钱五分　白敛七钱五分　蒲黄炒，二钱五分　阿胶炒，一两七钱　犀角一两，为末　羚羊角一两，为末　牛黄一两一钱　麝香一两　冰片一两　雄黄水飞，八钱　大枣一百枚，蒸烂

　　上除大枣、杏仁、犀角、羚角及雄黄、牛黄、麝香、冰片四味，为末，入余药和匀，炼蜜与枣膏为丸。每两作十丸，其①用金箔一千二百四十片为衣，用蜡包封收贮。每用一丸或半丸，白滚汤化下，或姜汤、薄荷汤俱可。婴儿一丸分作四服。

　　斯丸乃祛风化痰、理气调血之药，审有是症而用之，其功效如影响也。若脾肺气虚而痰涎壅盛，肝脾血虚而惊痫搐，必当以固本为主，不可泛用，恐虚其虚而益其患也。治者慎之！慎之！

九制豨莶丸②

　　治诸般风证，骨节疼痛，缓弱无力。

豨莶草不拘多少

　　此草处处有之，其叶似苍耳，对节而生。用五月五日、七月七日、九月九日采来晒干，铺入甑中，用好酒层层匀洒，蒸之复晒，如此九次为度。

　　上为末，炼蜜丸如梧桐子大。每服三钱，空心无灰酒下。

---

①　其：崇祯本、光绪本、文锦堂本并作"共"，义胜。
②　九制豨莶丸：诸本同，《医方考·中风门》方名作"豨莶丸"。

骨节疼痛，壅疾也，壅者喜通。此物味辛苦而气寒，用九蒸九晒，则苦寒之浊味皆去，而气轻清矣。《经》云：轻可以去实。盖轻清无窍不入，故能透骨驱风，劲①健筋骨。若未加九蒸九晒，或蒸晒之数不满于九，浊味犹存，阴体尚在，则不能透骨驱风而却病也。此阴阳清浊之义，惟明者求之。医方义考②

唐江陵节度使成纳进豨莶丸方，云：臣有弟讲，年三十一，中风就枕五年，百医不瘥。有道人钟针者，命服豨莶丸必愈。臣依法修合，与讲服，果如其言。今特奏进，奉旨付医院详录。

又知益州张咏进豨莶丸表云：金棱银线，素根紫荄③，对节而生，蜀号火炊，茎叶颇类苍耳。谁知至贱之中，乃有殊常之效。臣服至百服，眼目清明；至千服，须发乌黑，筋力较健，效验多端。有都押衙罗守一，中风堕马，失音不语。臣与十服，其病立痊。又和尚智严，年七十，忽患偏风，口眼㖞斜，时时吐涎，臣与十服，亦使得瘥。今合百剂，差职员史元奏进。《医方事考》④

愈风丹

治疠风手足麻木，毛落眉脱，遍身癞疹，搔痒成疮。

---

① 劲：原误作"颈"，形近致误，据崇祯本、光绪本改。
② 医方义考：指以上对方药及方义的阐发出自《医方考·中风门》。
③ 荄（gāi该）：草根。
④ 医方事考：指所引事迹出自《医方考·痛风门》中"豨莶丸事考"。

白花蛇　　乌梢蛇　　土蝮蛇头尾全者各一条，酒浸二三日，去骨，阴干为末　苦参四两，为末　皂角五斤，去皮弦，以无灰酒浸一宿取出，用水熬膏

上以三蛇并苦参末，将皂角膏和为丸，如梧桐子大。每服三钱，以玉屏风散煎汤送下轻者三蛇得一即效，不必全也。

疠风者，天地杀物之风，燥金之气也，故令疮而不脓，燥而不湿。燥金之体涩①，故一客于人则营卫之行滞，令人不仁而麻木也。毛落眉脱者，燥风伐其营卫而表气不固也。遍身癫疹者，上气下血俱病也。诸痛属实，诸痒属虚。癫风②之痒固多有虫，而卫气之虚不可诬也。是证也，主燥剂以疏风，则反以助邪，往往血枯而死，故求古方润剂以主之。白花、乌梢、土蝮三蛇者，血气之属也。用血气之属以驱风，岂不油然而润乎？然其性中有毒，同气相求，直达疠风毒舍之处，岂不居然而效乎？皂角之性，善于洁身，则亦可以洁病。苦参之性，善于去热，则亦可以去风。昔人吞以防风通圣散，此乃汗下之剂也，非营卫虚③者所宜。今以玉屏风散更之，则黄芪可以排脓补表，防风可以利气疏邪，白术可以实脾而补肌。如此治疠，可谓深得疠风之奥者矣。

---

①　涩：原误作"清"，据崇祯本及光绪本改。
②　癫风：崇祯本作"疠风"。
③　虚：原误作"处"，形近致误，据崇祯本、光绪本、文锦堂本改。

朱珀益元散

治男妇小儿六腑实热，上焦烦渴，心胸闷乱，精神恍惚，口舌干燥，便秘赤色，及中暑等证。

滑石上白者，研，水飞，六两　　甘草大粉草，研极细，一两

朱砂透明者，研，水飞，二钱　　琥珀真正者，研极细，三钱

上各制净，称准分两，配合和匀，收贮。每服三钱，凉水调服，或蜜水，或灯心汤俱佳。

益元散，滑石六数、甘草一数者，乃守真先生取易数"天一生水，地六成之"之义也，故名曰六一散，又名天水散。按：滑石性寒而淡，寒则能清六腑，淡则能利膀胱；甘草性平而甘，平则能缓火势，甘则能调中气；朱砂之重，可以镇心，亦可以坠火；琥珀之明，可以安神，亦可以利水，故并加之。经曰：治温以清，凉而行之①。故用凉水、蜜水、灯心汤。是散易简而效捷，火证、暑证用之神良，但于老弱阴虚之人宜少与也。此虚实之辨，明者详之，否则蹈虚虚之戒，恶乎不慎！

清气化痰丸

通治诸痰火证。

---

① 治温以清，凉而行之：语出《素问·五常政大论》，原文作"治温以清，冷而行之"。

陈皮　杏仁去皮尖　枳实去穰，麸炒　黄芩酒炒　蒌仁①去油　茯苓各一两　胆星　半夏制，各一两五钱

上为末，姜汁为丸，如椒目大。每服三钱或二钱，不拘时，白滚汤下。

气之不清，痰之故也。能治其痰，则气清矣。是丸也，星、夏所以燥痰湿，杏、陈所以利痰滞，枳实所以攻痰积，黄芩所以消痰热，茯苓之用渗痰湿②也。若瓜蒌者，则下气利痰云尔。《医方考》

礞石滚痰丸

治头风目眩耳鸣，口眼蠕动，眉棱耳轮痛痒，四肢游风肿硬，噫气吞酸，心下嘈杂，心气疼③痛，梦寐奇怪，手麻臂疼，口糜舌烂，喉闭，或绕项结核，胸腹间如二气交纽，噎塞烦闷，失志癫狂，心下怔忡，喘咳呕吐，一切难名等证。

大黄酒蒸　黄芩去朽者，各八两　礞石销，煅金色，一两沉香五钱

上为末，水跌丸如椒目大。每服量人大小强弱用之。

《微论》曰：痰不自动也，因气而动；气不自升也，因火而升。积之既久，依附肠胃，回薄④曲折处，以为栖

---

① 蒌仁：原误作"黄二"，据崇祯本及光绪本、文锦堂本改。
② 湿：原作■，据崇祯本及光绪本、文锦堂本补。
③ 疼：崇祯本作"冷"。
④ 薄：原误作"簿"，形近致误，据崇祯本改。

泊之窠臼，谓之老痰。其变现之证，种种怪异，难以测识，莫可名状，非寻常药可能疗也。隐君①见及此，故用大黄为君，以开下行之路；黄芩为臣，以抑上僭之火；礞石慓悍之性，游行肠胃，踵其回薄曲折之处，荡而涤之，几于刮肠剖骨之神，故以为佐；奔驰于上中下三焦，开飞门、魄门之窍者，沉香之力也，故以为使。必须服之得法，则效如响应。用水一口送过咽，即便仰卧，令药在咽膈间徐徐而下，半日不可饮水，不可起身、坐行、言语，直待药气除逐上焦痰滞，然后动作。大抵服罢，喉间稠黏壅塞不利者，乃痰气泛上，药力相攻耳。少顷药力既胜，自然宁贴。吴氏②曰：是丸也，乃攻击之剂也，必有实热者始可用之。若与虚寒之人，则非宜矣。又礞石由焰硝煅炼，必陈久为妙，若新煅火毒未除，则不宜服。慎之！慎之！

三黄丸

治三焦积热，上攻眼目赤肿，小便赤涩，大便结燥，五脏俱热，肠风痔漏等证。

黄芩　黄连　黄柏俱酒润，各等分

上为末，炼蜜丸如梧桐子大。空心白滚汤下三钱或二

---

① 隐君：指元代医家王珪，初任辰州路同知，后辞退隐居虞山下，人称"王隐君"。"礞石滚痰丸"方出自其《泰定养生主论》，原方名"滚痰丸"。
② 吴氏：指吴昆。下文引自吴昆《医方考·痰门》"滚痰丸"条。

钱。忌煎炒、椒姜辛辣物。

少火之火，无物不生；壮火之火，无物不耗。经曰"壮火食气"[①] 是也。故少火宜升，壮火宜降。今以三物降其三焦之壮火，则气得其生，血得其养，而三焦皆受益矣。黄芩苦而枯，故清热于上；黄连苦而实，故泻火于中；黄柏苦而润，故泻火于下。虽然火有虚实，是丸但可以治实火，若虚者用之，则火反盛，谓降多亡阴也。丹溪曰：虚火宜补，则虚实之辨若天渊矣。明者幸求之证焉。《医方考》

左金丸

治肝经火实，左胁满痛。

川黄连_{六两，炒}　吴茱萸_{一两，盐汤炮}

上为末，水跌丸如椒目大。白滚汤下二钱。

吴氏曰：肝木居于左，肺金处于右。左金者，谓金令行于左而平肝木也。黄连善泻心火，不使乘金，则肺家清肃之令左行，而肝木有制矣。愚谓心者肝之子也，实则泻其子，故以黄连为君。然肝喜疏泄，必佐以茱萸之辛，使其条达宣通，无拂郁之患。辛者金之味也，辛以畅气，则治节收气化之权，而将军无谋虑之失矣。经曰：佐以所利，和以所宜[②]。左金丸之谓乎？

---

① 壮火食气：语出《素问·阴阳应象大论》。
② 佐以所利，和以所宜：语出《素问·至真要大论》。

塞鼻五神丸

治疫疟一岁之中，长幼相似者是也

东方　青黛五钱　麝香二分　　西方　白矾五钱　白芷二钱

南方　官桂五钱　朱砂一钱　　北方　巴豆四十九粒，去壳　黑豆三十六粒

中央　硫黄五钱　雄黄一钱

上药各依方位，以磁盘盛之，于五月初一日，虔诚安于本家，侍奉神前。至初五日午时，共研为末，用五家粽角为丸，如梧桐子大，阴干收贮听用。凡遇患疟之人，于疟发之日清晨用绵包裹，塞鼻中，男左女右用之。

夫名疫者，天地不正之气也，六位胜复之气也，禽虫吐毒之气也。大气之来，无人不受。壮者、逸者、居者则不病；怯者、劳者、出者遇之，则无形之气由鼻而入，藏于分肉之间，与正气分争，则成疟矣。是丸也，位按五方，药按五色，气按五气，味按五味，月按五月，日按五日，粽按五家，此医流而兼阴阳家之识也。故疟邪入于肝，则青黛之凉可以清肝，麝香之燥可以直达；疟邪入于肺，则白芷之辛可以泻肺，矾石之腥可以清燥；疟邪入于心，则丹砂之重可以镇心，官桂之热可以益火；疟邪入[1]

---

① 入：崇祯本、文锦堂本作"干"，下一"入"字同。

于肾，黑豆之咸可以益肾，巴豆之腐可以泻邪；疟邪入于脾，则硫黄之温可以建中，雄黄之悍可以辟秽。以疫气无形，由鼻而入，故亦就鼻而塞之。塞其一窍，露其一窍，围师必缺之道也。修剂之期必于五者，病原于阴阳不正之气，故亦以阴阳之理胜之。盖曰：五者，中宫甲乙之数，南面之政也。诸气之变，虽有胜复亢制之殊要，皆北面而臣，守位秉命之道也，故率以五数修剂焉。《医方考》

木香槟榔丸

治赤白痢疾，里急后重，及肠胃积滞等证。

木香　槟榔　青皮去穰①，炒　陈皮去白　枳壳去穰，麸炒　牵牛　三棱醋炒　莪术醋炒　当归酒洗　香附　大黄酒浸　黄柏炒　黄芩酒炒　黄连吴茱萸汤润过，炒，各等分

上为末，水跌丸如梧桐子大。空心白滚汤送下二钱，小儿减半。忌生冷、面食、大荤。

《内经》曰：湿淫所胜，平以苦热，故用木香；热者寒之，故用黄芩、黄连、黄柏；抑者散之，故用青、陈、香附；强者泻之，故用大黄、牵牛；逸者行之，故用槟榔、枳壳；留者攻之，故用三棱、莪术；燥者濡之，故用当归。② 是丸，惟实者堪与，虚者非所宜也。《医方考》

---

① 穰：原脱，据崇祯本、光绪本、文锦堂本补。

② 湿淫所胜，平以苦热；热者寒之；抑者散之；强者泻之；逸者行之；留者攻之；燥者濡之：语出《素问·至真要大论》。

香连丸①

治下痢赤白，腹痛不快，里急后重等证。

黄连二十两，吴茱萸十两同炒，去茱萸，用黄连　木香四两八钱，不见火

上为末，醋糊丸如梧桐子大。每服三钱。小儿减半。

白痢，泡淡姜汤送下；赤痢，煎甘草汤送下；赤白痢，甘草姜汤送下；噤口痢，人参汤送下。忌面食、生冷、大荤、辛辣。

时至于夏，天道南行，属火而热，在人身则以应之。斯时也，不能致谨，多食生冷，则肠胃之间寒热相搏，拂郁成疾，不能宣通，发而为痢。火性急速，故腹痛而后重里急。钱氏以黄连为君者，取其苦寒直折心家之火。恐其大寒之性凝而不行，故以茱萸之辛温制之。以木香为佐者，盖以痢之为病只是火，火②之有余只是气，得以通利三焦之气而火降矣，且能监制黄连，无喜攻增气之变。夫是二物皆主直行而折，经曰：有余者折之③，此之谓也。

《颐生微论》

---

① 香连丸：是方原置于卷二末，据崇祯本及目录调至此。
② 火：原脱，据光绪本、文锦堂本补。
③ 有余者折之：语出《素问·至真要大论》："高者抑之，下者举之，有余折之，不足补之。"

戊己丸

治脾胃热泻不止。

黄连十两，炒　吴茱萸炮　白芍药炒，各二两

上为末，水跌丸如椒目大。白滚汤下三钱或二钱。

《方考》云：热泻者，粪色黄褐，肛门敛涩也。苦从火化，火能生土，故用黄连厚肠胃而益土。臊酸从木化，木能疏土，故茱萸辛臊[1]，能疏亢盛之肝。芍药味酸，能泻土中之木。戊为胃土，己为脾土，用是药以调脾胃，故曰戊己丸。

四神丸

治脾肾俱虚，子后作泻，不思食与不化食。

肉豆蔻二两，生用　破故纸四两，炒　五味子三两，微炒

吴茱萸五钱，盐汤炮

上为末，红枣四十九枚，生姜四两切片，用水煮枣熟去姜，取枣肉和药捣为丸，如梧桐子大。空心淡盐汤送下。

脾主水谷，又主上升，虚则不能消磨水谷而反行下降；肾主二便，又主闭藏，虚则不能禁固二便而反为渗泄。夫肾水受时予子，弱土不能禁制，故子后每泻也。肉

---

① 臊：原误作"燥"，形近致误，据崇祯本及前文义改。

豆蔻之涩①温，可固滑而补脾；吴茱萸之辛温，可散邪而补土；五味子酸咸，可入肾而收敛；破故纸辛温，可固本而益元。土受温补则燥能制水，水受温补则功能闭藏。子后之泻，从可瘳矣。《颐生微论》

枣矾丸

治谷疸，身目俱黄及黄胖等证。

绿矾半斤，火煅通红　枣肉二斤，煮，去皮核，捣烂　平胃散四两，为末

上用枣肉和绿矾末为丸，平胃散为衣，如椒目大。空心姜汤下三钱。

水谷癖积于中，抑遏肝肾之火，久久郁热，故身目俱黄。是丸也，绿矾咸寒，能软痰癖而胜湿热；枣肉甘温，能益脾胃而补中宫。平胃散者，苍术、厚朴、陈皮、甘草也。苍术、厚朴，所以平胃家敦阜之气而除积饮；陈皮、甘草，一以利气，一以和中，乃调胃之意。

滋阴润肠丸

治大肠秘结，血少肠枯，久不大便。

熟地黄　当归　熟大黄　生甘草　麻仁　生地黄　桃仁去皮尖　红花各一两　升麻二钱②

---

① 涩：诸本同，《颐生微论·丸方十八首》作“辛”。
② 二钱：崇祯本作“三钱”。

上为末，炼蜜丸如桐子大。每服三钱，白汤送下。虚弱者每服减一钱。

秘结①，燥证也，有火燥，有风燥，有水竭之燥，有血虚之燥。从容养血清燥为上手，急遽攻下通肠为下手。然大肠得血则润，亡血则燥，故用熟地、当归以养血。初燥动血，久燥血瘀②，故用桃仁、红花以去瘀。麻仁所以润肠，大黄所以通燥。血热则凉以生地黄，气热则凉以生甘草。微入升麻，消其风热也。经曰：燥者濡之③。此之谓也。《医方考》

脾约丸

治肠胃燥热，大便秘结。

麻仁十两④，入滚汤内泡浸一宿，次日曝干舂之，粒粒皆完　大黄四两，酒蒸　杏仁五两半，用皮尖　芍药酒炒　枳实麸炒　厚朴姜汁炒，各三两

上为末，炼蜜丸如梧桐子大。白汤送下三钱。

成氏⑤曰：约者，约结之约，又约束也。经曰：饮入于胃，游溢精气，上输于脾，脾气散精，上归于肺，通调

---

① 结：原误作"经"，形近致误，据光绪本、崇祯本及文义改。

② 瘀：原误作"痰"，据崇祯本、光绪本、文锦堂本改。

③ 燥者濡之：语出《素问·至真要大论》。

④ 十两：诸本同，《颐生微论·丸方十八首》作"二两"，他药用量亦有差异，分别作：杏仁五两五钱，枳实、厚朴、芍药各八两，大黄一斤。

⑤ 成氏：成无己（约1063—1156），宋金时期医家。下引文出自其《伤寒明理论》。

水道，下输膀胱，水精四布，五经并行。① 今胃强脾弱，约束津液，不得四布，但输膀胱，小便数而大便硬，故曰脾约。麻仁甘平而润，杏仁甘温而润。经曰：脾欲缓，急食甘以缓之。②《本草》曰：润可以去枯。是以麻仁为君；杏仁为臣；枳实苦寒，厚朴苦温，破结者必以苦，故以为佐；芍药酸寒，大黄苦寒，酸苦涌泄为阴，故以为使。丹溪曰：既云脾约，血枯火燔，金受邪而津竭，必窃脾之母气以自救。金衰则土受木邪，脾失转输，肺失传化③。理宜滋阴降火。金行清化，脾土健旺，津液既润，何秘之有？此丸惟热甚而禀实者相宜，热虽甚而虚者少服，恐反致其燥涸之苦矣。《颐生微论》

---

① 饮入于胃……五经并行：语出《素问·至真要大论》。
② 脾欲缓，急食甘以缓之：语出《素问·藏气法时论》。
③ 既云脾约……肺失传化：义引自朱丹溪《格致余论》脾约丸。

卷三

九龙丹

治肾水不足，邪火摇动，精浊遗失之证。

枸杞子酒蒸　金樱子焙　山楂肉炒　石莲肉炒　莲花须焙　熟地黄捣膏　芡实粉炒　白茯苓　川当归等分

上为末，炼蜜丸如梧桐子大。每服三钱，空心白滚汤送下。

精浊，肾液之病也。所以精浊者，心为之也。一动其心而天君摇，摇则精浊走失矣，所谓"主不明则十二官危也"。其精浊与便浊不同，便浊是便溺浑浊，即膏淋证也，乃是胃中湿热，渗入膀胱，与肾经绝无相干；精浊则牵丝黏腻，虽不便溺，亦渐渍而出耳。治此者，宜滋肾清心，健脾固脱。是丸也，枸杞、熟地、当归，味厚者也，可以滋阴，滋阴则足以制阳光；金樱、莲须、芡实，味涩者也，可以固脱，固脱则无遗失；石莲肉苦寒可以清心，清心则淫火不炽；白茯苓甘平可以益土，益土则制肾邪；而山楂肉者，所以消阴分之障碍也。

喉闭丸

治缠喉风，喉闭，先胸膈气紧，蓦然咽喉肿痛，手足厥冷，气不能通，顷刻不治。

雄黄一钱　郁金五钱　巴豆七粒，一钱　冰片少许　麝香少许

上为末，醋糊丸如麻子大，茶清下五分。如口噤喉塞，用竹管纳药入喉中，须臾吐痰立解，未吐再服。

咽喉司呼吸，主升降，乃一身之紧关橐籥①。患则无问其标本，而当急治焉者也。经曰：足少阴所生病者，口渴、舌干、咽肿、上气、嗌干及痛。②《素问》曰：邪客于足少阴之络，令人咽痛，不可纳食。③又曰：足少阴之络，循喉咙，通舌本。④凡喉病，皆少阴之证。少阴之火，达如奔马，逆冲于上，到此咽喉之紧关，则气郁结而不得舒，故成乳鹅、缠喉、双鹅、单⑤鹅等危证。急治则生，缓治则死。是丸也，雄黄能破结气，巴豆能下稠痰，郁金能散恶血，冰、麝能透关窍，尽此四者，闭其通矣。丹溪翁生平不用劫⑥药，然此丸者实不得已而用之，其亦行权之妙乎！

口糜散

治口疮糜烂。

---

① 橐籥（tuó yuè 驼月）：古代鼓风吹火器具。此喻咽喉司呼吸，作为气机要道的功能。

② 足少阴……嗌干及痛：语出《灵枢·经脉》。

③ 邪客于……不可纳食：语出《素问·缪刺论》。

④ 足少阴之络……通舌本：语出《灵枢·经脉》，原文作"肾足少阴之脉……循喉咙，挟舌本"。

⑤ 单：原误作"單"，形近致误，据光绪本、文锦堂本改。

⑥ 劫：崇祯本作"厉"。

薄荷叶六分　川黄柏五分①　青黛水飞，四分　白硼砂三分　朱砂水飞，二分　冰片另研，一分

上为细末，用小磁罐密封收贮。每取少许着于疮上良。

口疮本于湿热，湿热不去，必至疳蚀。寒可以胜热，苦可以坚肤，故用薄荷、黄柏、青黛、白硼苦寒之品；乃朱砂者，令其解热毒也；冰片者，令其散热结也。湿热既蠲，而口糜自愈矣。

明目地黄丸
即东垣益阴肾气丸

治肾虚目暗不明。

熟地黄四两　生地黄　干山药　山茱萸　当归　五味子　牡丹皮　泽泻　茯神　柴胡各一两

上为末，炼蜜丸如梧桐子大。空心淡盐汤送下三钱。忌萝卜。

精生气，气生神，故肾精一虚，则阳光独治。阳光独治则壮火食气，无以生神，令人目暗不明。王冰曰：壮水之主，以制阳光。② 故用生熟地黄、山萸、五味、当归、丹皮、泽泻味厚之属以滋阴养肾，滋阴则火自降，养肾则精自生。乃山药者，所以益脾而培万物之母；茯神者，所以养神而生明照之精；柴胡者，所以升阳而致神明之气于

---

① 五分：原脱，据崇祯本、文锦堂本补。
② 壮水之主，以制阳光：语出唐·王冰《重广补注黄帝内经素问》。

晴明之窍也。孙思邈曰：中年之后有目疾者，宜补不宜
泻。可谓开斯世之曚矣。东垣此丸其近之。

黄连羊肝丸①

治目红肿羞明，眵泪眊矂②，脑巅晕重，睛珠疼痛，眼
睫无力，常欲垂闭，不敢久视，久视则酸疼及生翳淫热等证。

黄连一钱③　白羯羊肝一具

先以黄连研为细末，将羊肝以竹刀刮下如糊，除去筋
膜，入擂盆中研细，入黄连末为丸，如梧桐子大。每服三
钱，茶清、白汤任下。忌肉及生冷。

斯丸以黄连除热毒、明目为君。以羊肝，肝与肝合，
引入肝经为使。不用铁器者，金克木，肝乃木也，一有金
气，肝则畏而不受。盖专治肝经之药，非与群队④者比也。
肝受邪者，并皆治之。《原机启微》⑤

千金磁朱丸

治神水⑥宽大渐散，昏如雾露中行，渐睹空中有黑花，

摄
生
秘
剖

四
七

---

①　黄连羊肝丸：是方原位于卷二"木香槟榔丸"与"戊己丸"之间，
据目录及崇祯本、光绪本调。

②　眊矂（mào sào 冒臊）：眼睛昏花。

③　一钱：原脱，诸本均未标注剂量，据《原机启微》补。

④　队：原误作"坠"，形近致误，据崇祯本、光绪本改。

⑤　《原机启微》：中医眼科专著，元末明初江苏名医倪维德撰。

⑥　神水：此指目内之清澈津液，系今之房水。《证治准绳·杂病》："神
水者，由三焦而发源，先天真一之气所化，在目之内。在目之外，则目上润
泽之水是也。"

渐睹物成二体，久则光不收，及内障神水淡绿色、淡白色。

磁石吸针者　辰砂透明者　神曲真正者

先以磁石置臣火中煅，醋淬十余次，晒干，另研极细二两；辰砂另研极细，一两；生神曲末三两，与前药和匀。更以神曲末一两，水和作饼，煮浮为度，搜入前药，炼蜜为丸，如梧桐子大。空心白汤下一钱一云食后每服五分，日三。

以磁石辛咸寒，镇坠肾经为君，令神水不外移也。辰砂微甘寒，镇坠心经为臣。肝其母，此子能令母实也，肝实则目明。神曲辛温甘，化脾胃中宿食为佐，生用者①发其生气，熟用者敛其暴气也。服药后俯视不见，仰视渐睹星月者，此其效也。亦治心火乘金，水衰反制之病。久病累发者，服之则水不更作。空心服之，午前更以石斛夜光丸主之。《原机启微》

磁石法②水入肾，朱砂法火入心。加神曲专入脾胃，乃道家黄婆媒合婴儿姹女③之理。加沉香，升降水火④尤佳。《证治准绳》磁朱丸主明目，百岁可读细字书，常服大益眼目。《龙木论》古人于肾虚及种子方中，每用磁石，近

① 者：原作"能"，据崇祯本及下文例改。

② 法：原作"滋"，据崇祯本及《证治准绳·类方》、上下文例改。

③ 黄婆媒合婴儿姹女：道家以肾为婴儿，心为姹女，脾为黄婆。当呼气外出之时，肾气随呼气上升，是婴儿欲有求于姹女。借脾土镇静之力，引心气下降，与肾气相会，此即心肾相交，道家所谓黄婆媒合婴儿姹女之理。

④ 火：原误作"水"，形近致误，据崇祯本及《证治准绳·类方》改。

代泥于金石之说，多不知用。然磁石性能引铁，则用之者，亦是假其引肺金之气入肾，使其子母相生尔。水得金而清，则相火不攻自去矣。呜呼！医之神妙，在于幽微，此言可与知者道也。《医方考》

石斛夜光丸

治内障初起，视觉微昏，空中有黑花，神水变淡绿色；次则视物成二，神水变淡白色；久则不睹，神水变纯白色，及有眵泪眊矂等证。

天门冬去心　人参　茯苓各二两　麦门冬去心　熟地黄　生地黄各一两　菟丝子酒浸蒸　甘菊花去蒂　草决明炒　杏仁去皮尖　干山药　枸杞子　牛膝酒浸，各七钱半　五味子　白蒺藜炒，去刺　石斛熬膏尤妙　肉苁蓉　川芎　甘草炙　枳壳麸炒　青葙子　防风　黄连　乌犀角镑　羚羊角镑，各五钱

上为末，炼蜜丸如梧桐子大。每服三钱，温酒、淡盐汤或白滚汤任下。

此丸羡①补药也。补上治下，利以缓，利以久，不利以速也。故君以天门冬、人参、菟丝子之通肾安神，强阴填睛也；臣以五味子、麦门冬、杏仁、茯苓、枸杞子、牛膝、生熟地黄之敛气除湿、凉血补血也；佐以甘菊花、蒺

---

① 羡：超过。

藜、石斛、肉苁蓉、川芎、甘草、枳壳、山药、青葙子之治风疗虚，益气祛毒也；使以防风、黄连、草决明、乌犀角、羚羊角之散滞泄热，解结明目也。阴弱不能配阳之病，亦最宜服，此从则顺之治法也。然必兼千金磁朱丸服之，庶易效。《原机启微》

千金补肾丸

治一切耳聋证。

人参　黄芪炙　当归酒洗　山茱萸净肉　牡丹皮　白芍药炒　桂心　远志去心　巴戟天　菟丝子酒煮　细辛　肉苁蓉　附子制　熟地黄　蛇床子①　白茯苓②　甘草炙　干姜炮　泽泻　石斛各二两　石菖蒲一两③　防风一两五钱　羊肾二枚，重汤煮极烂，捣为泥

上为末，炼蜜丸如梧桐子大。空心温酒送下三钱。

耳以司听，匪听勿聪也。君子有思聪之责者，胡然而使衰如乎？故取千金肾气丸，以开斯世之聋聩。按《千金》云：劳聋、气聋、风聋、虚聋、毒聋、久聋、耳鸣者，此方主之。劳聋，劳火鼓其听户也；气聋者，经气滞塞于听户也；风聋者，风热闭其听户；虚聋者，气血虚耗而神不用也；毒聋者，脓血障碍，妨于听户也；久聋者，

① 蛇床子：诸本同，崇祯本此下有一小字"焙"。
② 白茯苓：《千金要方·七窍病下》用量作"三两"。
③ 一两：原脱，据崇祯本、光绪本及《千金要方·七窍病下》石菖蒲用量补。

病非一日，邪气痹聚也。凡是聋者，势必耳鸣，故总系以耳鸣也。味之甘者，可以补虚，亦可以却劳，人参、黄芪、羊肾、山萸、地黄、菟丝、巴戟、苁蓉、泽泻、芍药、当归、茯苓、甘草均之味甘之品也，能疗虚聋、劳聋；味之辛者，可以驱风，亦可以顺气，防风①、细辛、菖蒲、远志、丹皮、石斛均之味辛之品也，能疗气聋、风聋性之毒者，可以开结毒，亦可以疗久痹；蛇床、桂心、附子、干姜均之辛温微毒之品也，能疗毒聋、久聋。如是听户开而耳复其聪矣。

青娥丸②

治肾虚腰痛。

破故纸酒浸少时，略炒　川萆薢童便浸一宿　杜仲姜汁炒，断丝　牛膝去芦　黄柏盐水炒　知母酒拌炒，各四两　胡桃肉去皮，炮，八两

上为末，蜜丸如梧桐子大。空心盐酒下三钱。

肾，坎象也，水火并焉。水衰则阳光独治而令肾热；火衰则阴翳袭之而令肾寒；水火俱衰则土气乘之，而邪实于肾，均之令人腰痛也。是丸也，故纸、杜仲、胡桃味厚而温，黄柏、知母、牛膝味厚而寒，温者可使养阳，寒者

---

① 防风：原脱，据《医方考·耳疾门》及方药组成补。

② 青娥丸：原作"肾娥丸"，据崇祯本及目录改。《医方考·腰痛门》方名作"青娥丸加黄柏知母方"。

可使养阴，均之味厚，则均之能走下部矣。若萆薢者，苦
燥之品，足以利水土之邪，而平其气也。曰青娥者，涵阳
之坎也，假之以名斯丸，明其全夫水火之真尔。《医方考》

化虫丸

治一切虫病。大者即下，小者化为水。

鹤虱去土　胡粉炒　苦楝根东引不出土者　槟榔各一①两

使君子　芜荑各五钱　枯矾二钱五分

上为末，米糊丸如椒目大。量人强弱用之。

为国者，必欲去夫蠹国之小人；为医者，必欲去夫蠹
身之蠹蚀，此化虫丸所由制也。经曰：肠胃为市，故无物
不包，无物不容。而所以化生诸虫者，犹腐草为萤之意，
乃湿热之所生也，是虫以湿热为巢穴，鹤虱等七味皆有杀
虫之能，且去湿热，能直捣其巢穴矣。古人率单用之，今
乃类聚为丸，其亦保安之策也。虫类多种，治各不同，此
方无所不宜，虫剂之总司也，但服之得法，无不神验。须
初一至初十，虫头向上，宜先饿半日，而使虫饥。次早五
更，用油煎肉一片嚼之，虫闻肉香，头皆向上，随以药服
之。须臾，或葱或白汤助药力下行，则虫尽下矣。

痔漏丸

治一切内外痔漏及诸般顽漏。

---

①　一：原脱，据崇祯本、文锦堂本补。

鱼鳔四两，极明净者　黄蜡四两　明矾二两，研末　朱砂一两，研末　珍珠五钱，研末　象牙五钱，研末

先将鱼鳔酒煮极烂，杵如膏，入蜡化尽，离火入矾，并朱砂、牙末和匀，丸如梧桐子大。每服三十丸，空心酒送下。

察痔漏者，疡疮①之事也，君子鄙谈之。然择疾而疗，非仁人之用心也，故订痔漏丸以拯夫世之苦。痔漏者，按痔之为病，由于七情内伤，五贼外攘，饥饱不节，劳役异常，兼之酒色厚味所致也。生于肛门之外者，名外痔；生于肛门之内者，名内痔。初起即当医治，庶免后患。人反以小恙不足惧，延捱日久，变为痔漏，始乃怆忙求治，或治又不如法，往往粪从孔出，血从窍流，酿成莫救之祸。惜哉！惜哉！予每目击而心悯焉，因遍访名流，得传是方，制以疗人，辄皆奇效。是丸黄蜡、明矾为解毒生肌之圣药，加朱砂、牙末，其功更倍之矣。用鱼鳔为君者，取其味厚滋补，而有胶固不漏之义焉，且无刀针挂线烂药之险，重躯命者亟宜服之。

朱珀蜡矾丸

治痈疽、发背、恶疮、恶漏。

黄蜡二两　明矾三两　朱砂三钱，要透明者　琥珀三钱，

---

① 疮：崇祯本作"医"，义胜。

要真正者

先将蜡熔化，离火少温，入极细矾末及朱、珀末和匀，丸如梧子大。食前温酒下三十丸。

此丸不惟定痛生肌，而且消毒化脓及内痈排脓托里之功甚大，并一切恶疮、顽漏，服之其毒即解。薛立斋先生云：此为外科之圣药也，服至四五两之上，愈见其功矣。《薛氏医案》

小牛黄丸

治杨梅结毒，恶疮恶漏皆可治之，大有神效。

牛黄一钱　珍珠一钱　琥珀八分，要真正者　朱砂一钱，要透明者　雄黄一钱，要透明者　滴乳石一钱，要真者，煅　乳香一钱，去油　没药一钱，去油　母丁香一钱　沉香一钱　麝香三分　当归尾二钱五分　白芷梢二钱五分　人参一钱

各制为细末，老米饭为丸，如粟米大。每服一丸，空心早晚各一服，以淡淡土茯苓汤送下。

此丸以牛黄、朱砂、雄黄解其毒；以珍珠、琥珀、滴乳生其肌；以乳香、没药解毒生肌，兼之止痛；以麝香、沉香、丁香通窍，更引诸药入于毒所。血凝气滞始结成毒，故以当归尾消其血之凝，白芷梢①散其气之滞，又以人参扶其正气，所谓正人进而邪人退矣。如此为治，厥疾宁有勿瘳者哉！

---

① 梢：原脱，据光绪本、文锦堂本、崇祯本及方药组成补。

卫生宝

一名玉枢丹，一名紫金锭，一名万病解毒丹，一名神仙太乙紫金丹。解诸毒，疗诸疮，利关窍，治百病。内可以服，外可以敷，随证调引，起死回生，真为卫生至宝。

山茨菇俗名金灯笼，叶似韭①，花似灯笼，色白，上有黑点，结子三棱。二月开花，三月结子，四月初苗枯即挖，迟则苗烂难寻。极类有毒老鸦蒜，但蒜无毛，茨菇有毛包裹，宜辨。去皮洗极净，焙，二两　川文蛤一名五倍子，打破，洗，刮净，焙干，二两　红芽大戟杭州紫大戟为上，江南土大戟次之。去芦根，洗极净，焙干，一两五钱。北方绵大戟，色白者大峻利，反能伤人，虚弱人慎之慎之！　千金子一名续随子，去壳，拣色之白者用纸包裹，更换研数十次，去尽油，以色白成霜为末②，二两　真麝香拣尽白毛皮壳，细研，二两③

一方加金箔十帖　牛黄　珍珠　琥珀　朱砂　雄黄乳香　没药各三钱　特嘉之曰"八宝玉枢丹"

上制法宜端午、七夕、重阳，或天月德黄道上吉日修合。预期数日前斋戒沐浴，于静室焚香，将前味各为细末，用新器盛，纸盖。至期夙与陈设药品，拜祷天地毕，配合分两，搅和数百次极匀，仍重罗一二遍，方用糯米浓饮调和于木臼内，杵数千下，极光润为度。每锭一钱，每

---

① 韭：原误作"亚"，形近致误，据崇祯本、文锦堂本及药物形态改。
② 末：崇祯本作"度"，义胜。
③ 二两：崇祯本、光绪本作"三钱"，文锦堂本作"二钱"。

服一锭。病势重者连服，通利一二行无妨，用温粥补住。要在虔①心至诚，极其斋洁，如法修制，毋令丧服、体气、妇人、鸡犬见之。

治一切饮食药毒、虫毒、瘴气、恶菌、河豚、吃死牛马驼蠃等诸毒，并用凉水磨服。南方虫毒瘴疠伤人，才觉意思不快，即磨服一锭，或吐或痢，随手便愈。诸虫肿胀，大麦芽汤下。痈疽发背、对口疮、天蛇头、无名疔毒等诸恶疮，诸风瘾疹，赤肿未破时及痔疮，并用无灰酒磨服，再用凉水调涂疮上，日夜各数次，觉痒立消。已溃出脓血者，亦减分数。阴阳二毒，伤寒心闷，狂言乱语，胸膈壅滞，邪毒未发，证宜下者，及瘟疫、喉闭、缠喉风，凉水薄荷小叶磨服。传尸、劳瘵，用檀香汤磨服。昔有兄弟五人，已死者三，遇一异人，令服此药，遂各进一锭。一下恶物如脓状，一下死虫如蛾形，后俱复生。

心气痛并诸气，用淡酒或淡姜汤磨服。久近疟疾，临发时东流水煎桃树枝汤磨服。赤白痢疾、泄泻肚腹急痛、霍乱绞肠痧等证，及诸痰证，并用薄荷汤磨服。男妇急诸癫邪、喝叫乱走、鬼交、鬼胎、鬼气、狂乱失心、羊儿猪癫等风、中风、中气、口眼歪斜、牙关紧急、语言謇涩、筋脉挛缩、骨节风肿、手足腰腿周身疼痛、行步艰辛，及诸痫证，并用暖酒磨服。自缢、溺水已死，心头暖者，惊

---

① 虔：原误作"处"，形近致误，据光绪本、文锦堂本改。

死或鬼迷死，未隔宿者，俱冷水磨，灌下。年深日近头痛，或太阳痛者，用酒入薄荷叶研烂，敷纸贴太阳穴上。牙痛，酒磨涂及含少许，良久吞下。少儿急慢惊风、五疳、五痢、脾病黄肿、瘾疹疮瘤、牙关紧急，并用蜜水、薄荷小叶磨下及搽，量儿大小，一锭作二三服。妇人女子经水不通，红花汤下。孕妇及脾泄勿服。打扑伤损，炒松节，淡酒磨服。汤火伤，东流水磨涂。恶虫疯犬所伤，冷水磨涂，淡酒磨服。牛马六畜中毒，亦以此救之。

按斯丹品味，皆解毒却病卫生之圣药也。名之曰玉、曰金，冀其惟珍惟宝。凡缙绅赴任，将帅行兵，士商外出，贫富居家，及游燕都山陕闽浙川广云贵等处者，俱宜携之以自卫，兼可转赠以卫人，制以备急，阴功岂浅鲜哉！方内山茨菇、千金子皆有子可种，有志于济世卫身者，当留意焉。

八珍益母丸

治胎前产后诸虚百损，月事不调，子宫虚寒，久不受孕。此药行气养血，调经种子，妇人百病俱宜服。

当归酒洗　川芎微炒　白芍药炒　怀熟地　人参　白术土炒　白茯苓　炙甘草　香附分四分，盐、醋、酒、童便，各制听用　阿胶切碎，蛤粉炒珠　益母膏

上十味，分两随证加减，各制为末，入益母膏，加炼蜜为丸，如梧桐子大。空心白滚汤送下三钱。

《易》曰：坤道成女①，又曰：至哉坤元，万物资生②。然则女道贵生育也。欲其生育，必使阴阳和，气血调，乃能有济。何也？盖气为卫属阳，血为营属阴，此人身之两仪，生化之原也。纯用四物则独阴不长，纯用四君子则孤阳不生，二方合用，则气血有调和之益，而阴阳无偏胜之虞矣。香附引气生血，解郁散结；阿胶调经理血，治带止崩。益母膏者，活血行气，有补阴之功。凡胎前产后有所恃者，气血也。胎前无滞③，产后无虚，是其行中有补矣。命名益母者，所以利有子也。

调经种子丸

治妇人月事不调，久不受胎。

当归酒洗，四两　川芎微炒，一两　白芍炒，三两　熟地黄四两　白术土炒，三两　白茯苓三两　人参一两　甘草蜜炙，一两　制香附三两　阿胶炒珠，三两

上为末，炼蜜丸如梧桐子大。空心白汤下三钱。

无极之真，二五之精，妙合而凝。乾道成男，坤道成女。女以坤道用，故治妇人者，以阴为主方。其二七而天癸至，月事以时下者，女子得坤之阴，阴中必有阳，故以七为纪。一七而齿更，二七而天癸至也。人受天地

---

① 坤道成女：语出《易传·系辞上》。
② 至哉坤元，万物资生：语出《易经·坤》。
③ 滞：原误作"带"，形近致误，据崇祯本、光绪本改。

之气以生，故能克肖天地。月，天之阴也。以月而盈，以月而亏，故女子之血，亦以三十日而一下也。血之下也，同于月，故名之曰月事。经曰：月事以时下，故能有子①。是以月事不调者，宜服此丸，使月事调匀，则阴阳和而万物生，有子之道也。是丸也，当归、芍药、地黄皆味厚之品也。味厚为阴中之阴，故能益血。析②而论之，当归辛温能活血，芍药酸寒能敛血，熟地甘濡能补血。又曰：当归入心脾，芍药入肝，熟地入肾，乃川芎者，彻上彻下而行血之气者也。此四物所以为妇人之要药，而调月者必以之为程规。又用人参、白术、茯苓、甘草以养阳也。所以必兼养气者，太极之妙，阴生于阳故也。至于香附开其郁结，阿胶益其阴血，而调经种子之术，可谓尽美而尽善矣。

保胎丸

治妇人怀孕，气血虚弱不能荣养，面黄、呕吐、精神倦怠、四肢无力，或寒热往来、头晕眼花、胸膈不宽、不思饮食，恐动其胎，最宜服之，万无一失。

人参五钱　白术土炒　白茯苓各一两　甘草七钱③，炙

---

① 月事以时下，故能有子：语出《素问·上古天真论》，原文作“月事以时下，故有子”。

② 析：原误作“拆”，形近致误，据崇祯本、光绪本、文锦堂本及文义改。

③ 七钱：崇祯本作“五钱”。

当归身酒洗，一两　　川芎微炒，八钱　　白芍药一两，炒　　怀地黄二两，酒煮成膏　　艾叶一两，蒸焙　　香附四制　　陈皮各一两　　砂仁五钱　　条黄芩酒炒　　炒阿胶各一两　　益母膏四两　　红枣肉四两　　川蜜八两

上为末，红枣肉、益母膏炼蜜为丸，如梧桐子大。空心白滚汤送下三钱。

气血虚则胎不安，气血热则胎不安，气血滞则胎不安，不安则难乎保矣。是方以四君、四物补其气血之虚；条芩、阿胶清其气血之热；艾、附、砂、陈行其气血之滞；红枣肉益脾虚则补其母；益母膏益母所以利子也，保胎之道毕矣。

达生散

治产难如神，临月服之，令人易生。

人参五钱　　白术土炒　　甘草炙　　当归　　白芍药　　紫苏　　陈皮各一两　　大腹皮三两，黑豆汁洗净，晒干用

上散每服一两，水煎服。

生不必催也，催之则宋人之揠苗耳，非徒无益而又害之也。然产难之故，多是气血虚弱，营卫涩滞使然。凡临月之际，预服达生散为良。盖是散用参、术、甘草益其气，用当归、芍药益其血，用苏、陈、腹皮流其滞。气血不虚不滞，则其产也，犹之达矣，奚用催乎？《诗》曰：

诞弥厥月，先生如达①。朱子②曰：先生③，首④生也。达，小羊也。羊子易生而无留难，故昔医以达生名其散也。

崩漏丸⑤

治妇人经血崩漏。

羌活　藁本　防风各二两　肉桂夏勿用，秋冬用　白术土炒　当归　黄芪炙　柴胡各三两　人参　熟地黄　川芎各一两　细辛六钱　白芍药炒　红花各五钱　独活　附子炮，去皮　脐　甘草炙，各二两半⑥　桃仁去皮尖，二百枚⑦

上为末，酒糊为丸，如梧桐子大。空心温酒送下三钱，或淡醋汤亦可。

气血，人身之阴阳也。阳主升，阴主降。阳根乎阴，阴根乎阳，一动一静，互为其根。则一升一降，循经而行，无崩漏也。若阳有余则升者胜，血从上窍而出；阳不足则降者胜，血从下窍而出。是丸也，附子⑧、肉桂、人

---

① 诞弥厥月，先生如达：原作"言弥厥月，血余如达"，据崇祯本、《诗经·大雅·生民》及《医方考·妇人门》改。

② 朱子：朱熹（1130—1200），南宋著名理学家。下注文引自其著作《诗经集传》。

③ 先生：原作"达生"，据崇祯本及《诗经集传·生民》改。

④ 首：原作"易"，据崇祯本、《诗经集传·生民》及《医方考·妇人门》改。

⑤ 崩漏丸：此方方药及方义引自《医方考·妇人门》，原方名"升阳举经汤"。此处改汤剂为丸剂，药量随之变化。

⑥ 二两半：崇祯本作"一两半"。

⑦ 二百枚：崇祯本、光绪本、文锦堂本并作"一百枚"。

⑧ 当归……是丸也，附子：原脱，据崇祯本及光绪本补。

参、黄芪、白术、甘草，壮阳益气之品也；羌活、独活、柴胡、藁本、防风、细辛、川芎，升阳举经之品也；当归、芍药、地黄、红花、桃仁，滋阴入血之品也。壮阳则气不虚，举经则血不陷，滋阴则血不燥。夫如是，则血为气之守，气为血之卫，血营于中，气卫于外，升降上下，一循乎经矣，胡然而崩也？《医方考》

带下丸

治妇人赤白带下，此丸神良。

马毛二两，椒①和伏火一宿，白马毛治白带，赤马毛治赤带　龟甲四两，醋炙　鳖甲二两，醋炙　牡蛎二两，火炙

上为末，醋水跌丸，如梧桐子大。每服三钱，温酒送下，日三服。一方为散，每服方寸匕尤佳。

气陷于下焦则白带，血陷于下焦则赤带。以涩药止之，则未尽之带留而不出；以利药下之，则既损之中，又伤其下，皆非治也。马得乾之刚，毛得血之余，血余可以固血，乾刚可以利气。固血则赤止，利气则白愈。此用马毛之意也。龟、鳖、牡蛎外刚而内柔，离之象也，去其柔而用其刚，故可以化癥，可以固气。化癥，则赤白之成带者无复中留；固气，则营卫之行不复陷下。营不陷则无赤，卫不陷则无白矣。

---

① 椒：原误作"叔"，形近致误，据崇祯本、光绪本、文锦堂本改。

小儿至宝丹

治小儿惊疳吐泻及一切诸疾皆良。

七气汤五两　妙香散五两　六一散四两　胆南星二两①

上为一处，炼蜜为丸，如龙眼核大，朱砂为衣。每服量儿大少加减丸数，随证用引研服。

感寒夹惊发热，葱姜汤下；伤食呕吐泄泻，姜汤下；赤白痢，陈米汤下；大便秘结，火麻仁汤下；小便赤涩，车前子汤下；发热，薄荷汤下；烦渴，灯心汤下；霍乱，紫苏汤下；喘咳，麻黄杏仁汤下；积聚腹痛，姜汤下；急惊搐搦，薄荷汤下；慢惊，人参白术汤下；疳积，身瘦肚大手足细，大便泄泻，小便如泔，陈米汤下；诸病后无精神，少气力，不思饮食，姜枣汤下。

此丹乃先贤取三方配合而成，以拯万世之婴儿，真微妙秘诀也。

七气汤者，莪术一两，益智五钱，陈皮一两，三棱五钱，桔梗五钱，甘草三钱，甘松三钱，茯苓二两，黄芪五钱，青皮一两，藿香五钱。消补兼行之剂也。

妙香散者，木香六钱，远志二两，麝香五分，朱砂二钱，山药一两，粉草一两，白术一两，人参一钱。安神正气之法也。

---

① 二两：崇祯本、光绪本、文锦堂本并作"一两"。

六一散者，滑石六两，研末，甘草水煮，飞过，甘草一两。"天一生水，地六成之"之义也。

加胆南星者，治风痰尔。如此妙合成丹，随证调引，诸①病如遗，宝婴之术至矣，故曰至宝丹。

抱龙丸

治小儿惊风潮搐，四时瘟疫，身热昏睡，痰涎壅盛，风热喘嗽，烦躁不宁，并痘疹欲出，先发惊搐，及虫毒、中暑等证，并宜投服。

天竺黄一两，研细　胆南星②　人参去须、芦，研细末　辰砂研极细，水飞净　雄黄透明者，研极细　珍珠豆腐煮，研极细　琥珀真正好者，研细　沉香不见火，为细末　檀香不见火，为细末　木香不见火，为细末　真麝香研，各三钱　金箔二十四叶，为衣

上末煎甘草膏为丸，如芡实大，外用蜡皮封之。每服一丸，白滚汤化下，婴儿半丸。

抱者，保也；龙者，肝也。肝应东方青龙木，木生火，谓生我者父母也。肝为母，心为子，母安则子安。况心藏神，肝藏魂，神魂既定，惊从何生？此抱龙丸命名之义也。《经》曰：明可以安神，故用琥珀、珍珠；重可以

---

①　诸：原脱，据光绪本、文锦堂本、崇祯本补。
②　胆南星：此下崇祯本、光绪本、文锦堂本并有小字标明用量用法，作"一两，研细"。

去怯，故用辰砂、金箔；气窜可以利窍，故用雄黄①、沉、檀、木、麝；甘温可以固元，故用人参；辛燥可使开痰，故用南星；寒凉可使清热，故用竺黄。② 是丸化痰祛邪清热之功居多，属肝心实热而致者服之殊效。若脾肺虚热而见昏睡痰嗽者，当用调补元气之药为良也。

肥儿丸

治小儿疳积神良。

黄连制　芦荟　青皮去穰炒③　陈皮　神曲炒　麦芽炒　三棱炒　莪术制④　肉果　槟榔　白豆蔻　使君子　沉香各五钱　木香　虾蟆炙，各一两

上为末，神曲糊丸如麻子大。每二三十丸，米饮下。

《启微》⑤论曰：卫气少而寒气乘之也，元气微而饮食伤之也。外乘内伤，酿而成之也。父母以其纯阳也，故深冬不为裳；父母以其恶风耶，故盛夏不解衣；父母以其数饥也，故饲后强食之；父母以其或渴也，故乳后更饮之。

---

① 雄黄：原脱，据光绪本、文锦堂本、崇祯本、《医方考·痘门》及方剂组成补。

② 明可以安神……故用竺黄：语出《医方考·痘门》

③ 去穰炒：崇祯本作"麸炒"。

④ 制：崇祯本、光绪本、文锦堂本并作"煨"。

⑤ 《启微》：指元末明初江苏名医倪维德的《原机启微》。下文对方义的阐发引自《原机启微·深疳为害之病》。

有愚戆①而为父母者，又不审其寒暑饮食也。故寒而不为暖，暑而不能凉，饮而不至渴，食而不及饥。而小儿幽玄御默，抱疾而不能自言，故外乘内伤，因循渐渐②，酿而成疳也。渴而易饥，能食而瘦，腹胀不利作誓誓声。以上之证，治勿后，后则危也。今以肥儿丸主之，发热作渴、面黄肌瘦、倦怠短气、发竖作泻，岂不为槁乎？是丸皆去积健脾之品，服之当盎然涣然润色③而肥腴矣。

---

① 愚戆（zhuàng 壮）：愚笨戆直。戆，愚蠢，迂直、不知变通。《说文解字》："戆，愚也。"

② 渐渐：光绪本、文锦堂本同，崇祯本作"积渐"。

③ 润色：光绪本、文锦堂本同，崇祯本作"润泽"。

卷四

龟鹿二仙膏

治虚损精极者，梦泄遗精，瘦削少气，目视不明等证。久服大补精髓，益气养神。

鹿角二斤　龟板一斤　枸杞子六两　人参三两

上将鹿角截碎，龟板打碎，长流水浸三日，刮去垢，用砂锅、河水、慢火、鱼眼汤、桑柴煮三昼夜，不可断火，当添热水，不可添冷水。三日取出晒干，碾①为末，另用河水将末并枸杞、人参又煮一昼夜，滤去渣，再慢火熬成膏。初服一钱五分，渐加至三钱，空心酒服②。

精、气、神，人身之三宝也。经曰：精生气，气生神。是以精极则无以生气，以致瘦削少气，气弱则无以生神，以致目昏不明。鹿得天地之阳气最全，善通督脉，足于精者，故能多淫而寿；龟得天地之阴气最厚，善通任脉，足于气者，故能伏息而寿。其角与板，又其身聚精气神之最胜者，取而为膏以补之，所谓补以类也。且二物气血之属，又得造化之玄微，异类有情，竹破竹补之法也。人参为阳，补气中之怯；枸杞为阴，清神中之火。是膏，一阴一阳，无偏攻之忧；入气入血，有和平之美。由是精

---

① 碾：原误作"硍"，形近致误，据崇祯本、光绪本、文锦堂本改。

② 酒服：光绪本、文锦堂本同，崇祯本作"无灰酒化下"。

日生而气日旺而神日昌，庶几享龟鹿之年矣，故曰二仙。

琼玉膏

治干咳神良。

生地一斤　白茯苓三两，研极细末　人参一两五钱，研极细末　白蜜八两

上以地黄将河水熬汁去渣，入白蜜再熬稠，方下参苓末和匀，入磁瓶，用绵纸十数层加箬封扎瓶口，入砂锅内，以长流水淹没瓶颈，用桑柴火煮三昼夜。取出，换油纸扎口，以蜡封固，悬井中一日，取起仍煮半日，白汤服①。

干咳者，有声无痰之名也。火乘于肺，喉咙淫淫而痒，故令有声。病原于脾者有痰，病不由于脾故无痰也。《易》曰：燥万物者，莫熯乎火。② 相火一熯，则五液皆涸，此干咳之由也。故丹溪以地黄为君，令水盛而火自息也。损其肺者益其气，故用人参以鼓生发之元。虚则补其母，故用茯苓以培万物之本。白蜜为百花之精，味甘归脾，性润悦肺，且缓燥急之火。四者皆温良和厚之品，诚堪保③重。郭机曰：起吾沉瘵，珍赛琼瑶，故有琼玉之名，示人知所珍也。

---

① 服：崇祯本作"点服"。
② 燥万物者，莫熯（hàn 汉）乎火：语出《易传·说卦》。熯，干燥。
③ 保：崇祯本作"宝"，义胜。

十珍膏

主滋阴降火，养血清肝。

怀生地一斤，酒洗　当归身三两，酒洗　白芍药炒　知母盐酒拌炒　牡丹皮童便浸炒　地骨皮炒　天门冬去心　麦门冬去心，各一两　人参去芦　生甘草各五钱

上十味，用水二斗，煎一斗，去渣熬炼成膏，随意服。

夫阴虚者，未有不火动。苦寒直泄之药，惟病端初起，元气未虚，势方蕴隆，脉鼓而数者，暂取治标，稍久涉虚，便不可服。王太仆曰：治热未已，而中寒更起，且足太阴伤，而绝肺金孕育之原矣。斯以地黄为君，知母为佐，壮天一之水，以制丙丁，不与之直争也。当归、芍药以沃厥阴，肾肝同治之法也。水衰则火旺，是以二皮为钤制；火盛则金衰，是以二冬为屏障。人参补金位之母，甘草生用，所以奉令承使、奔走赞成者也。

二冬膏

清心润肺，降火消痰。

天门冬去心，一斤　麦门冬去心，一斤

上二冬入砂锅，水煎取汁，再将渣水煎，以无味为度，入蜜熬成膏，空心白汤下二三匙。

人之一身，阴常不足，阳常有余。况保养者少，作丧

者多。真阴既亏，邪火必旺。火旺则阴愈消，而虚损、痰咳、烦渴、热燥等证作矣。故宜常滋其阴，使阴与阳齐，则水能制火，而水升火降，斯无病矣。是膏用天冬清金降火，益水之源，故能下通肾气以滋阴。且《仙书》极赞其御寒、辟谷、御女、延龄，其于养生，诚为珍品。盖肾主津液，燥则凝而为痰，得润剂则肺不燥而痰自化，亦治本之法也。更以麦冬气薄主升，味厚为阴，有清心润肺之功，堪与天冬相并而施膏泽，以濡其枯槁焉。

杞圆膏

此膏安神养血，滋阴壮阳，益智慧，强筋骨，泽肌肤，驻颜色。①

枸杞子去蒂，五斤　圆眼肉五斤

上二味为一处，用新汲长流水五十斤，以砂锅、桑柴火慢慢熬之，渐渐加水，煮至杞、圆无味，方去渣不用，再慢火熬成膏，取起磁罐收贮。不拘时频服二三匙。

心主血，脾统血，肝藏血。思虑勤劳则血受伤，因而不足。血不足则虚火炽而煎烁肾水，日见衰竭矣。兹取圆眼肉甘温濡润之品，甘温可以补脾，濡润可以养心；枸杞子味厚气平之品，味厚可以滋阴，气平可以益阳。血不足而益阳，此太极之妙，阴生于阳也。阴阳和，水火济，心

---

① 此膏安神养血……驻颜色：此句原脱，据崇祯本、文锦堂本、光绪本补。

肾时交，则阴血自生而常足矣。

参术膏

治虚弱之人，脾胃亏损，或胀或泻。

白术土炒，八两　人参去芦　薏苡仁炒，各四两　莲肉去心皮　黄芪蜜炙，各三两　白茯苓去皮，二两　神曲炒，二两　泽泻①　甘草炙，各三钱

上用水二斗，煎一斗，去渣，再熬成膏，白汤下，日三。

经曰：清气在下，则生飧泄；浊气在上，则生䐜胀②。此皆土虚并金亦薄，遂失其升降之常耳。经曰：脾欲缓，急食甘以缓之，苦以泄之③。白术苦甘，是以为君。东垣曰：脾胃虚则气不足。人参甘温补气，是以为臣。气不足者，肉分不充，故佐以黄芪。土虚则不能生金，故佐以苡仁。虚则补其母，故佐以莲肉；土恶湿，虚则水寡于畏，故佐以茯苓、泽泻；土虚不能散精输肺，故佐以神曲，通五方之气于太阴。和诸药之性而无忤④者，甘草为使之力也。

---

① 泽泻：崇祯本此药下有小字"炒"。

② 清气在下……则生䐜胀：语出《素问·阴阳应象大论》。

③ 脾欲缓……苦以泄之：语出《素问·脏气法时论》，原文作"脾欲缓，急食甘以缓之，用苦泻之，甘补之"。

④ 忤（wǔ午）：逆，不顺从。

山蓟①膏

山蓟，白术也

补胃健脾，和中进食。

白术十斤　白蜜二斤

上将白术先煮粥汤，待冷，浸一宿。用陈壁土拌蒸透，再以米粉又拌蒸，刮去皮，净，切片，晒干听用。将水百碗，桑柴火煎取三十碗，加白蜜熬成膏。每服一酒杯，淡姜汤点服。

太阴主生化之元，其性喜燥，其味喜甘，其气喜温，白术备此三者，故为中宫要药。配以白蜜，和其燥也，且甘味重则归脾速。陶氏颂云：绿叶抽条，紫花标色，百邪外御，六腑内充②。木荣火谢，尽采撷之难；启旦移申，穷淋漉之剂。味重金浆，芳逾玉液。夫岂无故而得此隆誉者哉！

玄及膏

玄及，五味子也

治火嗽，梦遗、精滑，更能强阴壮阳。

北五味子一斤，水浸一宿，去核　白蜜三斤

---

① 山蓟：原误作"山苏"，形近致误，据崇祯本改。山蓟是白术的别名。

② 充：原误作"克"，形近致误，据崇祯本改。

上五味子入砂锅，加河水煎之取汁，又将渣再煎，以无味为度，入蜜微火熬成膏。空心白汤下二三匙。

北方之令主闭藏，神气虚怯则不能收固。五味味酸，酸者束而收敛，能固耗散之精，有金水相生之妙。况酸味正入厥阴，厥阴偏喜疏泄，乃围魏救赵之法也。一物单行，功专力锐，更无监制，故为效神速。《元和纪用经》之玄及散，厥有旨哉。

养生主

一名归圆杞菊酒

此酒补心肾，和气血，益精髓，壮筋骨，安五脏，旺精神，润肌肤，驻颜色。

当归身酒洗，一两　圆眼肉八两　枸杞子四两　甘菊花去蒂，一两　白酒浆七斤　好烧酒三斤

上四味，用一绢袋盛之，悬于坛中，再入二酒，封固窨①月余。不拘时随意饮之，甚有利益。

唐子西②名酒之和者曰养生主，酒之劲者曰齐物论。然则补益之酒贵纯和也。是酒也，当归补血奇珍；圆眼养心佳果；枸杞子扶弱，谓之仙人杖；甘菊花益寿，名之传延年。酒浆之甘，厚肠胃而润肌肤；烧酒之辛，行药势而

---

① 窨（yìn 印）：窨藏。

② 唐子西：唐庚，字子西，四川眉山人，宋朝进士。曾在贬居惠州时，将惠州酿造的酒以其和、劲不同，分别称为"养生主"和"齐物论"。"养生主"和"齐物论"原本是《庄子》篇目，自唐庚以后常用作酒的名称。

通血脉。且其配合，性纯和，味甘美，诚养生主也。若夫沉湎无度，醉以为常，亦反致疾耳。此大禹所以疏仪狄，周公所以著《酒诰》①，虽为败德之防，亦寓陨躯之戒②。邵尧夫③云：美酒饮教微醉后，此得饮法之妙，所谓醉中趣，壶中天者也。斯尽养生主之旨矣。

百花如意酴春酝

此酝益肾固精，坚阳久战，且其品味不燥不热，真房术中之绝技也。

角沉香一两　玫槐花一两　蔷薇露一两　梅花蕊一两
桃花瓣一两　韭菜花④一两　核桃肉八两　白酒浆五斤　好烧酒五斤

上七味，用一绢袋盛之，悬于坛中，再入二酒封固，窨月余，随意饮之最妙。

美景良辰，花朝月夕，丝竹合奏，童妓赓⑤歌，藉此酝以发兴畅怀，融融然，何乐如之！且饮醇袭芬，恍若沉酣于百花春谷也，更有一种妙处。或行或止，或久或速，亦任自如，谓曰如意，不亦宜乎！

---

① 《酒诰》：《尚书》中的篇章，是周公对卫君康叔的告诫之辞，指出酒为大乱丧德、亡国的根源。

② 戒：原误作"成"，形近致误，据崇祯本及文义改。

③ 邵尧夫：邵雍（1011—1077），字尧夫，谥号康节，自号安乐先生、伊川翁，后人称百源先生。北宋哲学家、易学家，有"内圣外王"之誉。

④ 韭菜花：崇祯本、光绪本、文锦堂本并作"韭菜子"。

⑤ 赓（gēng 庚）歌：作歌唱和。

百药长

此酒治男妇诸虚百损，五劳七伤，身体羸[①]瘦，胸膈胀满，脾胃不调，四肢无力，筋骨疼痛，并风痰寒湿一切等证。

当归一两　川芎五钱　白芍药一两　怀地黄四两　白术土炒，一两　白茯苓一两　天门冬去心，二两　麦门冬去心，二两　牛膝一两　杜仲炒，一两　破故纸一两　茴香一两　五味子一两　枸杞子四两　陈皮一两　半夏一两　苍术一两　厚朴一两　枳壳一两　香附一两　砂仁五钱　官桂一两　羌活一两　独活一两　白芷一两　防风去芦，一两　乌药一两　秦艽一两　何首乌二两　川萆薢一两　干茄根四两　晚蚕沙一两　干姜一两　红枣一斤　烧酒六十斤

上各药共用一绢袋盛之，悬挂坛中，再入烧酒封固，窨半月。不拘时，随其量之大小多寡饮之为宜。其药渣晒干，研为细末，为丸服亦妙。

余尝读汉史，至王莽诏书云：酒为百药之长[②]。然则帅百药而治百病者，莫酒若也。虚损劳伤，身体羸瘦，藉此长以帅归、芎、芍、地养其血，白术、茯苓益其气，天冬、麦冬润心肺，牛、杜、纸、茴补腰肾，五味助其阴，

---

① 羸：原误作"嬴"，形近致误，据崇祯本、光绪本、文锦堂本及文义改。

② 酒为百药之长：语出《汉书·食货志》。原文作"莽知民苦之，复下诏曰：'酒，百药之长，嘉会之好。'"

枸杞壮其阳。胸膈胀满，脾胃不调，借此长以帅陈皮、半夏、苍术、厚朴平其胃，枳壳、香附、砂仁、官桂调其中。风寒痰湿，力乏痛楚，藉此长以帅羌活、独活、白芷、防风、乌药、首乌、秦艽、草薢、茄根、蚕沙、姜、枣之属去其风，散其寒，燥其湿，行其痰。如此则疾自蠲①，力自强，而气血自旺矣。百药之长，名称实也。或疑昧多不专，殊不知七情五贼纷扰其中，正宜此大队之长以安内攘外也。譬之韩侯之兵，多多益善云尔。

五五酒

治五劳，补五脏，长肌肤，泽容色，壮筋实髓，保神守中，久服可延年。

五谷：糯米六合　黍米六合　胡麻六合　大麦米六合小黑豆六合

五果：圆眼肉六两　红枣肉六两　白果肉六两　胡桃肉六两　莲肉去皮心，六两

五仁：松子仁六两　柏子仁六两　杏核仁六两　芡实仁六两　薏苡仁六两

五子：枸杞子六两　冬青子六两　菟丝子六两　覆盆子六两　蒺藜子真正者，六两

五精：巴戟天之精，六两　甘菊日之精，六两　首乌山之

---

① 蠲：原误作"觸"，形近致误，据崇祯本及文义改。

精，六两　　加皮草之精，六两　　桑椹木之精，六两

二酒：白酒浆四十斤　好烧酒二十四斤

先将五谷共蒸熟，摊冷，五果、五仁取净肉，五子、五精共用磁罐盛之，封固其口，重汤①煮三炷香，取起冷定打开，同前各味为一处，用烧酒浸三七，再入白酒浆，窨七七。每日早午晚服三次，多寡随意。

余制斯方，用稻粱草木果味以养人，藉嘉栗之汁以引之。然其取数之玄微，又岂任臆耶？《易传》河图象数云：天数五，地数五，五位相得而各有合。天数二十有五，地数三十，凡天地之数五十有五，此所以成变化而行鬼神也。且五者，土之生数也。盖土以生为本，万物皆致养焉。此酒配合，品味用五，五五二十五，以合天之数；分两用六，五六三十，以合地之数；酒用二，象两仪也；斤用六十四，象六十四卦也。体天地，法阴阳，其寓旨也深矣，其有裨于人也弘矣！余既制之，又从而详说之，以尊生者指南。

美髯醑

此酒乌须神良。

桑椹子火烘干，二两　　何首乌用黑芝麻煮过，十两　　冬青子盐水炒，二两　　旱莲草晒干，三两　　熟地黄七两，怀庆者　　乌

---

①　重汤：隔水蒸煮。

饭叶切碎，三两　　黑豆皮三两，不用豆　　干茄花净瓣，三两　　乌犀角三两，用铜罐河水熬，滴水成珠

上用无灰酒六十斤，将药用绢袋盛之，投入酒内，封固坛口，煮三炷香，放土地上出火气。不拘时，多少随意饮之。每饮加青盐少许，引入肾经为佳。

夫人生世间，顶天立地称丈夫者，惟藉此须眉尔，岂可任其枯槁皓白，而漫不为理乎？此乌须之术，宜亟讲也。斯用桑椹、首乌、冬青、旱莲、熟地、茄花、犀角、青盐、乌饭叶、黑豆皮皆乌须之圣药，而渍之以酒者，使循经络达毛窍也。向之枯者润，白者黑，复为一美髯丈夫矣。且考桑椹等品，仙经圣典极称其妙用，故能补肾填精，驻颜益寿，岂区区乌须而已哉？

蕲蛇酿

治大麻风年深不愈，眉毛脱落，鼻梁崩坏，额颅肿破，身癞肤裂，足指溃烂，并上中下诸般风湿等证。

真蕲蛇酒洗　　地龙去土，各三两　　当归酒洗　　川芎微炒，去汗　　赤芍药　　天门冬　　苍术米泔浸　　木鳖子去壳　　细辛　白芷　　荆芥穗　　蔓荆子　　甘菊花　　石菖蒲　　威灵仙　　何首乌　　明天麻　　胡麻　　草乌　　白蒺藜去刺　　炙甘草　　紫参　沙参　　苦参　　木贼草去节　　定风草即天麻苗　　不灰木各一两　烧酒五十斤

上咀片，用绢袋盛之，悬于坛内封固，酝酿月余。食

后避风饮之，以醉为妙。

身半以上，天之阳也，病则气受之，气受之则上病，故眉落鼻坏而颅破也；身半以下，地之阴也，病则血受之，血受之则下病，故肤癞足裂而指堕也。是酿也，细辛、白芷、天麻、蔓荆、灵仙、荆芥、甘菊、木贼、川芎、蒺藜、木鳖子、定风草可以亲上，可以驱风，可以胜湿，可以散邪；不灰木、石菖蒲、草乌、苍术、苦参、紫参、沙参、首乌、当归、甘草、天冬、赤芍、胡麻可以亲下，可以疗湿，可以解毒，可以活血；乃地龙者，泥盘之物，湿土所化也，故能引诸药以就湿；蕲蛇者，奔腾之类，风动之象也，故能君诸药以驱风。此《易》所谓"云从龙，风从虎"①也。用烧酒者，为诸药之向导，令其彻上彻下，行十二经而通治也。斯酿诚为深达疠风之奥旨矣。

灵飞散

清肿解毒，止泪明目，去翳退赤，收湿除烂，治一切目疾。

炉甘石火炼通红，用童便淬，如此七次，水浸净，研细，水飞听用，每一两　灵药二钱　朱砂一钱　琥珀一钱　珠末一钱牛黄一钱　熊胆一钱

① 云从龙，风从虎：语出《易经·乾》。

上和极匀，每次用牙簪挑少许点眼，闭目片时再点，又闭片时，待药力过，然后用簪拨去药渣，热水洗净，日二。

附灵药方

水银五钱　黑铅五钱　火硝八钱　白硼二钱

先将铅化开，入水银作一家，再加硝、硼研匀，入阳城罐[①]内，盐泥封固，打火三炷香，先文后武，待冷取出听用。

夫目证有内外，治各不同，奈之何人有愚拘不同，有喜服而畏点者，有喜点而畏服者。不知内病既发，非服不除；外疾既成，非点不退。服药如釜底抽薪，治本之法；点则如物污须濯，镜垢须磨。脂膏之釜，不经洗涤，焉能清净？此治标之方也。若内障不服而点者，徒激其火，动其气血，反损无益。服而点者亦然。外障服而不点，若初发浮嫩不定者亦退；既已结成者，服虽不发不长，所结不除，当内外夹攻，方尽其妙，此灵飞散所宜制也。是散也，甘石收湿除烂，灵药磨翳拨云。若砂、珀、珠末、牛黄、熊胆者，皆解毒清热、止泪退赤明目之品也。凡目有外证者，俱可用。

五胆膏

治一切火热赤眼，流泪烂弦，怕热羞明，或痛或痒

---

① 阳城罐：一种炼丹用的罐子，因产于山西阳城而得名。

等证。

熊胆　鲭胆　鲤胆　猪胆　羊胆川蜜各等分

上将胆、蜜入银铫^①或铜铫中，微火熬成膏，取起用磁盒藏之。出火毒，点眼神良。

夫目证内热则脸赤，肝热则出泣，微热则痒，热盛则痛，或痛或痒，皆火之故也。气热则神浊昏冒，故令昼不能视物。阳胜者喜恶火，故令不可以近灯光。此经所谓天明则日月不明，邪害空窍^②也。五胆之苦足以胜热，川蜜之润足以济火。且胆者甲木之精也，蜜者百花之精也，皆有荣润乙窍之妙焉。

御验膏

治一切风气寒湿，手足拘挛，骨节酸痛，男子痞积，女人血瘕，及腰疼胁疼，诸般疼痛，结核转筋，顽癣顽疮，积年不愈，肿毒初发暨肿块未破者，神良。

血余　当归尾　川芎　赤芍药　生地黄　桃仁　红花苏木　木香　茅香　丁香　丁皮　藿香　乌药　南星半夏　贝母　苍术　玄参　苦参　黄芩　黄柏　大黄　山栀　天花粉　枳壳　川乌　草乌　肉桂　良姜　艾叶　防风　荆芥　白芷　细辛　羌活　独活　连翘　藁本　秦艽

---

① 铫（diào 掉）：煎药或烧水用的器具，形状像比较高的壶，口大有盖，旁边有柄。

② 天明……空窍：语出《素问·四气调神大论》。

麻黄　续断　牛膝　骨碎补　牙皂　五加皮　白鲜皮　白及　白敛　大风子　萆麻子　苍耳子　五倍子　青风藤　威灵仙　甘草节　降真节①　僵蚕　全蝎　蝉退　蛇退　蜈蚣　鳖甲②　山甲各一两　虾蟆一个　桃枝　柳枝　榆枝　槐枝　桑枝　楝枝　楮枝各三七二十一寸　乳香　没药　血竭　麝香　阿魏各五钱　抚丹水飞，五斤　麻油十二斤

上各味用油浸十余日方下锅，文武火熬，待药枯黑，用麻布滤去渣，再入锅，却将丹旋旋投入，慢火熬至滴水成珠，取起候温，方入细药搅匀，油纸摊贴。

气血，人身之阴阳也。阴阳调和，百病不生。苟失其调，则血凝气滞，而风痰寒湿、诸痛疮肿之证作矣。然内治固有汤丸，而外治舍此膏更觅何术乎？故制是膏以泽夫世之有外患者。血余、归尾等八味，活血行血之品也；木香等六味，行气调气之品也；南星等四味，消痰燥湿之品也；玄参等八味清热凉血之品也；川乌等五味，祛风散寒之品也；荆、防、蛇、蝎等三十五味，散风攻毒群队之品也；桃柳等七枝，乃秉天地阴阳和气而生，每枝各用三七二十一寸者，正所以调和人身之阴阳也；乳香等五味，则有消凝导滞、通关蠲痛之妙焉。用丹油调剂成膏，此外合大队之兵也，效之神良，余屡验矣。名曰御验，则其朝代亦未之详耳。

---

①　降真节：崇祯本作"降真香"。
②　甲：原脱，据光绪本、文锦堂本、崇祯本补。

痛风膏

祛风散寒，行痰治湿，通治痛风之证神效。

姜汁一碗　葱汁一碗　广胶八两　牙皂一两　川椒一两
米醋一碗　乳香五钱　没药五钱　麝香一钱

上将姜葱汁同椒皂煎熬去渣，入醋再熬，再加广胶，慢火熬成膏子，取起入乳香、没、麝香在内和匀。每用绢或狗皮摊贴患处。

经曰：风为百病之长，以其善行而数变也①。痛风有寒、有湿、有痰、有血，而惟以风名者，得非以其善行数变，长于诸邪之故乎？斯因湿痰流血，复被风寒袭之而成也。风则善走，寒则善痛。所以痛者，湿痰死血留结而不通也。所以走痛者，风气行天之象也。是膏也，姜葱疏通腠理，广胶发散皮肤，椒皂麝香散寒开窍，乳香、没药消瘀止痛。若米醋者，发诸药耳。如此透关疏表，内邪易泄，遒外合之兵也。

固精益肾暖脐膏

治男子精寒，阳事痿弱，举而不坚，坚而不久，白浊遗精；并妇人禀受气弱，胎脏虚损，子宫冷惫，血寒痼冷，难成子息，带下崩漏等证。贴之俱有奇效。

---

①　风为百病之长，以其善行而数变也：语出《素问·风论》。原文作"风者百病之长也""风者善行而数变"。

韭菜子一两　蛇床子一两　大附子一两　肉桂一两　川椒三两　真麻油二斤　抚丹飞净者十二两　倭硫黄一两　母丁香一钱　麝香三钱，各研　独蒜一枚，捣烂

上将前五味用香油浸半月，入锅内熬至枯黑，滤去渣，入丹再熬，滴水成珠，捻软硬得中，即成膏矣。每用大红缎摊如酒杯口大，将倭硫、丁、麝末以蒜捣烂为丸，如豌豆大，安于膏药内贴之。

夫精乃肾中之真水也，全赖真火以养焉。此火寄于肾中，行于三焦，而入于甲胆，听命于天君，所以温百骸，通七窍，养五脏六腑之精而藏于肾中，皆此火也。是火也，万物之父，故曰君非此火，不足以生万物；人非此火，不能以有生。若此火一衰，则万物无生矣。由是男子则白浊遗精，而阳痿精寒；妇人则带下崩漏，而子宫虚冷。是膏皆温热之品，用之贴脐，自有奇效。贴脐者何？盖缘于父母媾精，未有形象，先结河车，中间透起一茎，如莲蕊初生，乃脐带也。蕊中一点真火，即命门。此穴处于两肾之中，至有左右开阖。正如门中枨闑①，故名为脐。然则脐为命门之根矣，最宜温暖，以助其元阳，壮其真火。而益此肾三主之原，则肾能藏精而不漏。且此方皆不传之秘，惟可与知者道之，当留意于此膏焉。

---

①　枨闑（chéng niè 成聂）：枨，门两旁长木；闑，门中央所竖短木。

房术奇书

《房术奇书》序

余少时侍卫于武宗朝①，岁在戊辰，驿行西蜀，同华阴令李公登华山，问古仙迹。一道士曰："山之所罕也。惟陈抟②所遗丹法刻之石，为山之显迹，天下所共闻，惟抟一书未传。"随开洞府中撮小石匣，拆古遗封，取出一册，名曰《玄机中萃》，乃希夷成道内丹，筑基立身，安命大要也。公命抄之，仍书一册送余。西行蜀藩，缙绅取录者不胜。有以服其药登堂，而称其玄妙者；有登余门告其深验者，无虚口。缘其所自，伏气③乃立身安命之基，梅子乃人元太丹之仙品，服药乃生血生精之妙，妙无不可重之也。今之世传希夷子进药之事，有自来矣。行道之人，多不知其妙在"竹破还须竹补宜，抱鸡须用卵为之"之义为性命者，当留心于此，乃入道之门，成道之捷径

① 武宗朝：指明武宗朱厚照王朝，年号正德，公元 1506—1521 年。
② 陈抟：(？—989)，字图南，宋真源人。五代后唐长兴中曾举进士不第，先后隐居武当山、华山，自号扶摇子。宋太宗赐号希夷先生。著有《指玄篇》，言导养与还丹之事，《房术玄机中萃》即其中内容。
③ 伏气：诸本同。疑当作"服气"，意指食气，道家炼丹功法，下同。

也。又曰：余亦得梅子金丹之效、补气之说，衰年之人可以为法。或曰：是集无补于大乘，但伏气进药，梅子虽有形之物，亦可以接命延年助道，世称为添油之法耳。余然之，将纂与诸经列刊，使明道者便于采择焉。

嘉靖岁在庚戌春正吉坎宫道人东明任拱辰书

陈希夷房术玄机中萃纂要

一、筑基

筑基功夫，名曰"炼己造丹"。诚能采得药来，收得药起，择鼎，取蟠桃酒，以进真铅。采药由下元，次中元，后上元。能进下元，是筑基；能进中元，是长生；能进上元，药品是为了道，虽不飞升，亦为蓬莱客①。学者欲得筑基，先明橐籥；要知采药，须遇师传。师传一诀，则炼己造丹功成无疑矣。得之者，当宜潜修。苟可明言，则人人可仙也。何为"内丹"？则吾身与天地同体，得一阳真息，升降交感于吾身之中是也。二八②童子，得而修之，是曰"金丹"；真精已泄，得而修之，故曰"还丹"。

二、铸剑

养神功夫，名曰"铸剑存真"。择三五、二八眉清目秀之鼎，调养一年之余。候其癸水行、潮信准，将八卦安神丹自服一月，次用灵龟膏药封脐一月，始阴阳交合。取其地魄养神，下手功行九一之法。其法如是数次，少停覆鼎上，提气九口。若神未曾动，再行九一之法。其法如当

---

① 蓬莱客："客"原误作"容"，形近致误，据文锦堂本改。蓬莱是古代传说东海中神山之一，为神仙所居。蓬莱客即仙人。

② 八：原误作"人"，形近致误，据光绪本改。

神动，急覆其上，闭住橐籥勿动，呼吸恐漏真金。急提气三口，升上泥丸[①]；缓提气六口，升上泥丸，名曰九还。及至阳气回，丹田正是归根复命，返本还元，就下近便处，运一点真水以迎之。此采得药来，收得药起是也。得药则药鼎端坐，叩齿三十六通，左右鸣天鼓[②]二十四，后以拇指节拭目九遍，以中指按鼻七遍，两手磨面及发际，闭口鼻息，次将舌拄上腭，外津液满，分作三口咽之，再漱再咽。如是三度，将手抱肚脐，名曰"煨丹田"。此吾身之真炉，然后净定之中，行周天之火。《悟真篇》[③] 所谓"功夫容易乐非遥"，说破令人大笑。依法行之，不仙亦可长生矣。若爱欲心狂，漏泄至宝，是恩返仇杀矣。保之，慎之！

三、调神

调神功夫，名曰"炼补火候"，用先天补气。清秀颜色，红白无疾，年十六七者，每月依后开日期气数，以银或锡造成橐籥，使之呵气入管，量到我即收，上泥丸，下归丹田。行至六个月，颜老还童，发白变黑。久久行之，乃见先天之神功妙用也。古语云：竹破还须竹补。宜以气补气，寿永天地，诸经之说同也。上补自鼻，中补自脐，下补自肾。依日期自下而上曰"返"，自上而下曰"还"。

---

① 泥丸：道家谓上丹田，在两眉间。《黄庭内景经·至道》："脑神精根字泥丸。"

② 鸣天鼓：一种道家的修养法。以两掌掩两耳，食指、中指击脑后。

③ 悟真篇：北宋张伯端撰，以诗、词、曲等体裁阐述内丹理论。

此补气先天之妙用，又曰"接命"。珍之，重之！

四、聚财

聚财者，非聚之以求五金八石之药，食前方丈之荣。盖欲求鼎器，以全长生之道；积柴米，以和至珍之剂；置丹室，以存至净之体；具香帛，以告至尊之神。此数者，非财用则无所措手足矣。故经云：欲求天上宝，须用世间财。吁！有法无财，诚难矣哉！

五、结友

结友者，非结谈笑游戏无益之人，必择道同心合、仁慈勤俭、不贪富贵、素有德行者，得以护卫助力。彼此进道，行无阻碍，能成就以全至真。故曰：道心非难，久常为难。

六、择地

择地者，非择名山洞府、奇峰幽壑也。或市廛村郭、深隐僻处、古庙古坟，有甘泉善嶙，大不出十诚，小则五亩，置丹室斯善矣。石杏林嘱道光曰，即往通都大邑，依有力之家，以了大事。为此，故曰：志士若能修炼，何妨在市居朝是矣？

七、择鼎

鼎鼎原无鼎，药药原无药，乃先天最上一乘，无为妙道，保命延年。择眉清目秀、唇红齿白、五病不犯、四体无亏、声清言减，必至情和意合、鱼水相投，然后可以临鼎用事，以求先天大药也。毫厘有差，则失中正。炼己者，自天癸始降，方可济用。然咏吷未判，太极未形，至净至真，舍虚太乙。一粒黍珠，时至自落，采而服之，故曰"人光大丹"，又曰"先天梅子金丹"。此乃至真妙道，非泥水之可比，必是用人法财，积功累仁，坚心诚意，方克有济也。谨之，谨之！

希夷八卦安神延寿丹

能安五脏、返老还童，服之长生，得者宝之。

天门冬三斤，抽心去皮，长流水净洗，晒干，择明净者用之，能补虚　熟地黄一斤，去黑，将酒洗晒干，能和血生津液，用之莫犯铁器　红花二两，能生颜　僵蚕二两，能补容　当归二两，去尾，酒浸洗一宿，晒干，能生气血　真川椒二两，闭目者不用，能宽脾去风邪　石燕二对，能温血补益丹田　海马一对，用酥油煮透，然后慢火焙干用，能助髓兴阳

上为细末，分两如数，炼蜜为丸，桐子大。每服一钱，空心，无灰酒或盐汤下。忌大怒、大醉。

周天生精再造固本还真膏

蛇床子　肉苁蓉　枸杞子　地骨皮　麦门冬　广木香
大附子　生地黄　木鳖子　锁阳　巴戟　防风　人参

川乌　细辛　草乌　茯苓　丁香　桂皮　没药　豆蔻各五分　天门冬　苍术　当归各一两

其法用真正芝麻油一斤四两，将药入油内，煎至五六滚，验药枯，将夏布洒净，滴油入冷水中成珠不散，再入后药末：

麝香　雄黄各二钱　阳起石一两，如无，用鸦毛代之　虎骨　海马各二两，用酥油煮透，慢火焙干　蟾蜍[①]　紫梢花　龙骨各一两　石燕　云母石各一两

上为末，待前油成珠，退温收入内，搅匀收磁罐内，冷水浸罐半肚，三昼夜，退火气。不拘颜色，用绢或厚纸表开，摊其药，封脐，每六十日一换。此药能镇玉池[②]，金精不泄，兴阳助气，通二十四血脉。若欲种子，制去膏药，金精射入子宫，百发百中。又治下元虚冷，五劳七伤，膀胱气，风湿痛痒，两腿酸麻，阳事不举，妇人赤白带下，血山崩漏。能令老弱行路刚健，颜发转变。

每月行火用功日期

初八日上弦，补气八口应八卦之数

初九日，补气九口谓之开通九窍

初十日，补气十二口谓之纯纪一年之数

---

①　蟾蜍：光绪本、文锦堂本并作"蟾酥"。
②　玉池：道教语，指口。《黄庭外景经·上部经》："玉池清水灌灵根。"务成子注："口为玉池太和官。"

十一日，补气十六口以全中元一斤之备

十二日，补气二十四口以宣二十四气

十三日，补气三十六口谓之疏通三十六骨节之脉

十四日，补气六十四口谓之演六十四卦之周

十五日，补气七十二口以炼七十二候之运

十六日，补气八十一口谓之九转逞丹之微者也

兴阳丹

雄狗胆一个　麝香用当门子一钱

上将麝香入狗胆内，搅匀，线悬于当风处，阴干。每用少许津调，涂茎头，行事耐久不泄，甚妙。

金枪不倒方

人龙一条，瓦上焙干　丝瓜子十五个　乳香五分　没药五分　杏仁七个，去油　麝香五分　晁脑五分

上为末，油胭脂和为丸，如麦子大。行事用一丸放入马口，大龙展龟，长大坚硬久。甚妙！

汉孙妃暖炉丹

青木香　枯矾　牡蛎各七分　川椒五分　麝香三分　木鳖子九个，去壳泥

上为细末，炼蜜为丸，莲子大。每用一丸，先纳阴户内，待药自化，阴户窄紧，男女美快。

乐安公主热炉

川椒　枯白矾　吴茱萸　蛇床子各等分

上为末，交接之时，用少许纳阴户，男子兴阳，双美。

热炉双妙丹

细辛　川椒　甘松　丁香　三奈　蛇床子　肉桂　藿香　辛夷　羌活各等分

上为末，炼蜜丸，桐子大。用将一丸纳户内，觉自身热，阳兴，双妙。

双美丹

五味子　远志　蛇床子　晁脑　龙骨各等分

上为末，津调少许纳入阴户，男女欢洽，双美不败。

贴脐膏

阳起石　蛇床子　香附子　韭子以上各一钱　土狗七个，去翅足，煅过　大枫子五分，去壳　麝香五分　硫黄五分

上为细末，炼蜜丸，如指顶大，以油纸盖护贴脐上，用绢带子缚住，战十合女不泄倦，即去药，冷水一口解之。

金锁玉连环

雄狗胆一个　　肉苁蓉二钱，酒浸，瓦上焙干　　川椒五分
紫梢花一钱　硫黄五分　韭子十个

上为末，将胆汁流于钱内，将药搅匀，线扎吊当风处四十九日，阴干。每用一分，津调化涂茎上，行事交锁不脱，冷水解。

窄阴方

没石子三个　干姜一钱　蛇床子一钱　桂心一钱　狗骨烧灰，一钱

上为末，蜜调为丸，桐子大。每一丸，津调入阴户，待热行事，紧窄，妙如童女。

长相思

定粉①　蛇床子　川椒去口　狗骨烧灰，等分

上为末，津调少许涂茎上行事，初交一次，令妇朝思暮想不已。

浴炉吹

松香　甘松　青皮　荆芥　五味子　蛇床子　朴硝各

---

① 定粉：原误作"淀粉"，据光绪本、文锦堂本改，下"兰房秘诀采战春方药性歌"与"快女丹"中之"定粉"同。定粉，铅粉别名。

等分

每用一服，水二钟，连根葱三枝，温洗户行事，兴阳，双妙。

四时双美散

龙骨　胡椒　僵蚕　樟脑　枯矾各等分

上为末，每用少许，津调纳阴户或涂龟头入户内，两情甚浓。

铁钩丸

熟地　肉苁蓉　樟脑各二钱　海马一只　滑石　淮雀肉一个，去嘴，入盐酒浸，焙干

上为末，酒糊丸桐子大。每服三十丸，空心，乳香汤调酒送下，日进三服。玉茎渐长大，九日行事，百战不衰。

立效丸

石燕一个，煅　　海马一只，焙　南木香　丁香各三钱

上为末，每服五分，空心，酒下，以干物压之，大兴阳，或少许津调涂。

又方

木香二钱　无明异一钱　胡椒五分　桂心一钱　五月蚕娥用公母三对　丁香一钱

上为细末，炼蜜丸梧桐子大。每服十丸、十二丸，临睡姜汤送下，入阴中，巨大不可当，欲解呵气三口。如不解，饮冷茶一口即解。

千金秘精方

旱莲蓬　头粉　莲花蕊　莲子心各等分

上为末，炼蜜成丸如鸡头大。一二丸，口噙化下，不泄。要泄，车前子擦手心便泄。

惹意牵裙散

牡丹花　天仙子　天茄花各等分

上为末，弹在茶酒内，与妇人食之，其女妇即有意也。

兰房秘诀采战春方药性歌

行房何药可兴阳，海马相兼石燕强。

蛤蚧丁香共巴戟，熟地茱萸五味良。

坚强更有破故纸，能令快美羡蛇床。

硫黄性热宜轻用，木香麝香要参详。

人龙木鳖丝瓜子，乳香没药是奇方。

远志紫梢堪动兴，桂心晃脑白矾添。

柏子鹿茸香附子，洞房彻夜可追欢。

蜂房细辛地龙等，阴阳并美乃仙传。

狗骨干姜和定粉，相思美妇不能忘。

花椒沉香菟丝子，杏仁蓖麻共茴香。

石灰胡椒乌骨胆，金樱苍术酸枣当。

人参茯苓能大补，干姜三奈菊花凉。

苁蓉青木香龙骨，石榴皮妄用心煎。

全蝎红花兼山药，诃子砂仁与僵蚕。

狐心干葱阳起石，朱砂五倍瓦松全。

蚕娥藿香川牛膝，川芎甘遂白砂霜。

封脐红蜻蜓二个，更兼绝妙安息香。

此是洞房神妙药，春方配合若遇仙。

二益丹

发黑肌嫩眼目聪，仪容标格倍精神；

三杯酒后红颜润，采战先令动欲情。

凡采战不得其人，切勿轻用，无益而有损。

美女倒提金方

硫黄　吴茱萸　青木香　麝香各等分

上为细末，每用唾津调入阴户，极美。

灵龟展势方

人龙一条　乳香二分　没药二分　远志三分　金丝鳖子

三分，去油　丝瓜子七个　木鳖子五分

上为细末，油胭脂为丸，如枣粒大。临战时用一粒入马口内，灵龟展大，妙。

合欢散

紫梢花一钱　母丁香三钱　桂心二钱
上为细末，每用少许，津调入阴户，极美。

美女颤声娇

白矾三钱　晁脑一钱　蛇床子一钱　木香一钱
上为细末，炼蜜为丸，如黄豆大。每用一丸入阴户内，男欢女悦，其妙不可言。

兴阳保肾丹

桂心三钱　附子三钱　柏子仁五钱　鹿茸四钱
上为细末，春夏日炼蜜为丸，如梧桐子大。每服三十丸，半碗温酒送下；秋冬月每服三钱，温酒调下，早晚服。此药大助阳威，保护肾，大能久战不衰。

杨妃夜夜娇

蛇床子　远志　蜂房　五味子　细辛　地龙各等分
上为细末，每用少许津调涂玉茎上，入阴户大能久战，男女欢畅，其效非常。

快女丹

歌曰：

　　仙翁配合快情方，狗骨桂心与蛇床，

　　更加定粉相调治，美女思情誓不忘。

上方：蛇床子二钱　狗骨烧灰，一钱　定粉一锭　桂心一钱

上为细末，每用少许，津调敷玉茎上，入炉最快，女情虽暂离，亦不能舍也。

长相思

歌曰：

　　木鳖干姜及桂枝，花椒狗骨两相宜，

　　津调一服安脐内，美女思情动苦思。

上方：木鳖子五个　干姜一钱　桂枝三钱　花椒一钱狗骨灰，三钱

匀为细末，炼蜜为丸，如梧桐子大。每服一丸，津调化，敷玉茎上，入炉，女人快乐，思恋不忘，夜行十度。甚妙！

怡情固精丹

五味子　远志　木香　蛇床子各等分

上为细末，每用少许，津调敷玉茎，入阴户，大能怡

神固精也。

壮阳益肾丹

沉香　乳香　木香　没药　菟丝子各五钱　大茴香一钱
破故纸五两，酒浸　核桃四十个，去壳

上为细末，炼蜜为丸，如梧桐子大。每服三十丸，空心，温酒送下，服久能令玉茎长大，肾气充实，战必胜矣。

旱苗喜雨膏

杏仁　丁香　蓖麻子　白矾　韭子以上各五钱①

上为细末，用蟾酥并炼蜜为膏，调敷玉茎上，入阴户，女人如旱苗得雨，两情欢洽矣。

飞燕喜春散

丁香　香附子　石灰末　胡椒　乌鱼骨　鹿茸　金毛狗脊各五钱　蛇床子　紫梢花　菟丝子各一钱　麝香三分

上为细末，炼蜜为丸，如梧桐子大。每服一丸，津化涂玉茎上，入阴户。两情感动，女心欢洽，欣喜不胜，二美相并也。

西施受宠丹

丁香　附子　良姜　官桂　蛤蚧各一钱　白矾飞　山茱

---

① 五钱：光绪本、文锦堂本并作"二钱"。

莫　硫黄各七分

上为细末，炼蜜为丸，如梧桐子大。每服三丸，空心温酒送下，虽敌十女人不衰，强壮坚大，女受其美如欢洽也。

真人保命丹

酸枣仁　人参　白茯苓　天门冬酒浸，新瓦焙干，各三钱

上为细末，每服三钱，温酒临卧调服，可敌百妇。大能保肾延年，真仙药也。

素女遇王母

母丁香　蛇床子　白茯苓　甘松　白矾　山茱萸　肉苁蓉　紫梢花各五钱　细辛二钱半　麝香五分

上为细末，炼蜜为丸，如梧桐子大。每用一丸，津调涂玉茎上，凡遇交接，男女身体轻健畅美，若遇仙矣。

美女一笑散

青木香　龙骨　山茱萸　蛇床子　远志　官桂　石榴皮各等分

上为细末，每次少许，男津调入女户，行九浅一深之法，女情欢美，四肢困懈，情不能已也。

金屋得春丹

石榴皮　菊花各等分

上为细末，水一碗，煎七分，温洗阴户，状如童女。真春宵一刻，千金之美。

历代先圣集古效验春、绿珠进石崇延寿补益汤

夜有房事劳神，明早服此，大有补益。

人参　黄芪<small>蜜水拌炒</small>　白术<small>炒</small>　杜仲<small>炒，去丝</small>　牛膝　白芍<small>炒，各一钱</small>　甘草<small>六分</small>　当归<small>酒浸，焙干</small>　陈皮<small>七分</small>　柴胡<small>五分</small>　知母<small>八分</small>　五味子<small>十二粒</small>　熟地<small>酒浸，焙干，二钱</small>

上为一剂，水二钟，红枣一个，煎七分，空心服。大有补益。

安禄山彻夜恋情散

蟾酥<small>二钱</small>　胡椒<small>二钱</small>　干桂<small>五分</small>　麝香<small>三分</small>

上为细末，以二三厘，用唾津，子前午后调涂茎上，至晚临行洗去，一夜不泄。久久药自散，不必解。

隋炀帝幸群女遍宫春

阿芙蓉<small>二钱</small>　蟾酥<small>一钱</small>　朱砂<small>五分</small>

上为细末，以二三厘津调如前法，妙极。

秦宫朱后浴盆双妙丹方

细辛　川椒　蛇床子　梨花　甘草　茱萸　附子<small>各一两</small>

上为末，水五碗煎浓，连根葱一握，搥碎投入，无风处添水，男女尽身并洗，大壮阳缩阴。

太平公主万声娇

远志去心，二钱　蛇床子一钱　五倍子二钱①

上为细末，以二三厘津调，涂抹玉茎，壮阳久战，双美。

瞿仙秘妙方

歌曰：

七粒丁香八粒椒，细辛龙骨海螵蛸，

枯矾少许蜂蜜合，十八娇娘闪断腰。

上为末，炼蜜为丸，梧桐子大。行事纳一丸入阴户，快美，甚妙。

高衙内秘录自送佳期求配方

藿香　三奈　川芎　丁香各一钱　麝香五分　腊月狐心二个，瓦上焙干存性

上为细末，少许弹在妇人身上即至。

---

① 二钱：光绪本作"一钱"。

元顺帝御制金枪不倒方

丁香　僵蚕各二钱　阳起石　木香　乳香各二钱①　干葱一根

上为细末，酒糊为丸，桐子大。每服三丸，温酒吞下。寅夜不泄，冷水解。

史国公广嗣方

蛇床子　木鳖子去壳　良姜各等分

上为细末，炼蜜为丸，梧桐子大。临交时，放一丸入阴户内，不过三次有孕。

秦始皇识嫔妃操守方

密陀僧　干胭脂　朱砂各等分

上为细末，蝙蝠血调，搽身上，远年不退。与人伦交，其色即退。妙验如神。

乐安公主如花夜夜香

木香　沉香　甘松　藿香　牡蛎　龙脑　龙骨　附子　飞矾　乌鱼骨各五钱　胡椒　百圭　零陵香各一钱　麝香一钱

---

① 二钱：光绪本、文锦堂本并作"三钱"。

上为细末，炼蜜为丸，桐子大。每服一丸，入户内，行房如室女。

薛敖曹进武则天皇后自美方

韶粉一钱二分　蛇床子一钱　白矾一钱五分　紫梢花一钱
木香五钱　川椒五分　吴茱萸一钱

上为细末，炼蜜为丸，如桐子大。每服一丸，入阴户，极美，甚快。

汉武帝御制遍宫思

川芎　南木香　山栀　薄荷　细辛　天麻子　白芷
防风去壳　砂仁各等分

上为细末，炼蜜为丸，每一两分做十丸。每服一丸，空心，温酒送下。连服七日，歇一日，再服。以绢袋包茎，慎不可行房。至七日后任意行之，茎硬如铁。不倒，用红枣汤解。

妲姬润户方

石榴皮　菊花　白矾各等分

上三味，水二钟，煎一钟，洗阴户数次，极妙不可言。

林灵素进宋徽宗素女丹

没药　白矾　荜澄茄

上为末，蜜丸如樱桃大，一丸入户，极美。

陶真人素娥丸

治肾虚腰痛，大益阳事。

破故纸一两，炒　杜仲锉碎，五钱，炒令黄色，加用核桃肉五十个，去皮

上为末，丸如梧桐子大。每服三十丸，空心，炒米汤送下。

宋徽宗幸李师师命和剂局制龙骨珍珠方

芙蓉五钱　蟾酥三分　麝香一分　母丁香二对　大附子五分　锁阳五分　紫梢花　淫阳藿　花蜘蛛各五分

共为细末，葱汁为丸，如绿豆大。每服或用三四厘，酒调搽龟头，日中上药，至晚温水洗过，入炉任行。

貂蝉对炉入户丸

诃子皮炒黄，一钱　枯矾一钱　川椒末三分　晁脑三分桃毛三分　母丁香一个

上为细末，炼蜜为丸，如黄豆大。每夜一丸，入阴户内，亦美亦紧亦趣。

武三思进韦后快女丸

五味子不拘多少　柿子皮酒浸三宿，阴干

上为末，吐津为丸，如指顶大，送入阴户，令女极美。

南郡公主千金不易方

柏子仁五钱　附子　鹿茸各三钱

上为末，每服五分，温酒送下，日进三服。夏用蜜为丸。玉茎坚硬，妙不可言。

杨妃小浴盆

官桂　木鳖子各一钱　白矾七分

上用水五碗，煎三碗，男女洗茎户，快美不可尽述。

房术奇书终

炼己捷要序

　　此一法，乃彭城筱铿延生之术也，实房帷搬运之法。是从生身祖气①上做出功夫，极能返老还童。余在辽海②时，见医闾山③中有一道者，约有四十岁。问之乃宋理宗时人也。生于绍定壬辰至洪武二十七年，一百六十八岁矣。问其道，乃曰：竹破须教竹补。且药石皆外物也，非其类者不可。遂以五字之诀示余，乃西胡秘密之教，大概与娄金脊气等天诀颇同。余乃去其芒刺之字，易以纯美之名，直书以示摄生之士。能行之者可以完形，必用回阳之法以固之。其法有六，亦方便救济之道，后学宝之。

时　永乐庚子人日涵虚子臞仙书

---

　①　祖气：原误作"袒气"，形近致误，据文锦堂本改。
　②　辽海：现辽宁省东南一带。
　③　医闾山：今闾山，位于辽宁省北镇市境内，为舜封十二大名山之一。

房中炼己捷要

五字妙诀

存缩抽吸闭

此五字之法，乃延生之密旨，归真之根，还源之本，可参天地阴阳之造化，故先贤不妄泄于凡辈。得之者可为炼己之功，大亦甚矣。今人有用器械于房中，吞精者误人多矣。孰不知炼己、养生之法，亦有其道。夫不知归根复命之源，何以固形？形既不固，岂可入道？本非形于笔舌，实师徒口口相传之妙，不得已而直书之。

存者，存夹脊之骨，前有二穴，右为命门，左为肾门，即在腰眼间也。汞气皆从此出。若采取之时，觉汞欲出，急定心意存想，汞气自尾间上入泥丸。良久，用抽缩之法制之则止，纵走无害。能行此，则汞气自干，自然成宝。久而行之，命可延矣。

缩者，为采取之时，真汞欲来，便用力缩下，如急忍大便状，兼存想命门，将灵柯后种浅土寸半，良久，汞乃自止。然后正坐，竖膝，抱玉山之顶，急拍山腰，口舍山龙。待山云气兴作，此是阴气上升，山气发泄之候，云行雨施之法也。当此之际，感之于中，取之于外，急取山上华池之水，咽下丹田，三五一度，至百度。如此，久而颜色光泽，虽老如童。后用抽吸之法。

抽者，慢进徐退，待气至，宜进退上下相应。一退一吸，惟多为益。吸之不得开口，鼻引山气入脑为妙。此为采气之妙道，行之龙气刚劲，形神壮盛。进则呼，退则吸，可得久视矣。

吸者，想灵柯为受气之门。鼻为天门，与之相应；肾为命门，亦与天门①相合。一时齐吸，不得颠倒，如吸得彼腠理既和，此阴阳感畅之候，想其赤黄气入灵柯，约至精室，入气海肾堂，与阳气直透泥丸②。其时鼻与灵柯一齐吸，但一退一吸，使气如筒吸水样，自下而上，妙在数多。如得彼赤黄气，便觉气热如火。得其一度气者，可延一纪，应天地一周之气也。如采取数多，觉山色渐凋，即须易之。若得先天后天之气者，功超万劫，妙在师传。

已上言山者，指女子；言序云雨美名者，此也。

闭者，当动作之时，不可开口出气，乃是天门下与命门相接。若封固不牢汞，必汞失。必当封闭华池③，以鼻引彼气上升泥丸，一润元海，存泥丸中，有红日一轮照耀，光中有仙子素衣黄裳，瞑目而坐，以舌拄上腭存之，使气逆流，则气归元海无失矣。

---

① 天门：道家语，指头额，即天庭。

② 泥丸：道家语，指上丹田，在两眉间。《黄庭内景经·至道》："脑神精根字泥丸。"

③ 华池：道家语，指舌底部位。

摄生种子秘剖

卷一

养生之法

脾好音乐，夜食多则脾不磨。《周礼》曰：乐以侑①食。盖脾好音声丝竹，耳才闻，脾即磨矣。是以音声皆出于脾。而夏月夜短，晚饭少吃，尤宜忌之，恐难消化故也。饮酒虽可以陶情性，通血脉，自然招风，败肾烂肠腐胁，莫过于此。饱饭之后，尤宜戒之。饮酒不宜粗及速，恐伤破肺。肺为五脏之华盖，尤不可伤。当酒未醒，大渴之际，不可吃水及啜茶，多被酒引入肾脏，为停毒之水，遂令腰脚重坠，膀胱冷痛，兼水肿、消渴、挛躄之疾。大抵茶之为物，四时皆不可多吃，令人下焦虚冷。唯饱食后吃一两盏不妨，盖能消食故也。饥则曰宜忌之。

凡坐卧处，始觉有风，宜速避之，不可强忍。且年老之人，体竭内疏，风邪易入。始初不觉，久乃损人。故虽暑中，不可当风取凉，醉后操扇。昔有人学得寿之道于彭

① 侑（yòu 又）：佐、相义。《周礼·天官》："膳夫以乐侑食。"

祖，而苦患头痛。彭祖视其寝处有穴当其脑后，遽令塞之，后遂无患。

五味稍薄，令人爽神；稍多，随其脏腑，各有损伤。故酸多伤脾，辛多伤肝，咸多伤心，苦多伤肺，甘多伤肾。此乃五行自然之理，初伤不觉，久乃成患不浅。

久视伤心损血，久坐伤脾损肉，久卧伤肺损气，久行伤肝损筋，久立伤肾损骨。孔子所谓居必迁坐，以是故也。人之劳倦，有生于无端，不必持重执轻，仡仡①终日。惟是闲人，多生此病。盖闲乐之人，不多运动气力，绝食坐卧，经脉不通，血脉凝滞使然也。是以贵人貌乐而心劳，贱人心闲而貌苦。贵人嗜欲不时，或昧于必犯，饮食珍馐，便乃寝卧，故尝须用力，但不至疲极。所贵荣卫通流，血脉调畅，譬如流水不朽②，户枢不蠹也。

卧人侧身屈膝，益人心气，觉宜舒展，则精神不散。盖舒卧则招魔引魅，孔子寝不尸，盖谓是欤。发多梳则去风明目，故道家晨梳，尝以百二十为数。浴多则损人心腹，令人倦怠。

寝不言者，为五脏如钟磬，然不悬则不可发声。睡留灯烛，令人神不安。

夏一季，是人脱精神之时。心旺肾衰，肾化为水，至秋乃凝，及冬始坚，尤宜保惜。故夏月不问老少，悉吃暖

---

① 仡（yì意）仡：壮勇貌。《尚书·秦誓》："仡仡勇夫。"
② 朽：光绪本、文锦堂本并作"污"。

物，至秋即不患霍乱吐泻。腹中常暖者，诸疾自然不生，盖血气壮盛也。

月令仲夏之月，君子斋戒，处必掩，身毋躁，止声色，毋暴怒，薄滋味，保致和，禁嗜欲，定心气。

虽盛暑冲热，若以冷水洗面手，即令人五脏干枯，少津液，况沐浴乎？凡枕冷物，大损人目。

冬月天地闭，血气藏，纵有病亦不宜出汗。

昔有三人冒雾早行：一人空腹，一人食粥，一人饮酒。空腹者死，食粥者病，饮酒者健。盖酒能御霜露，避邪气故也。路中忽遇飘风、震雷晦暝，宜入室避之。不尔损人，当时未觉，久则成患。春夏宜早起，秋冬任晏眠。晏忌日出后，早忌鸡鸣前。水之在口，曰华池，亦曰玉泉。《黄庭经》①曰：玉泉清水灌灵根，子若修之命长存。

《胎息论》曰：凡服食，须半夜子后，床上瞑目盘坐，面东呵出腹内旧气三两口，然后停息，便于鼻内微纳清气数口。舌下有二穴通肾窍，用舌拄上腭，存息少时，津液自出，灌漱满口，徐徐咽下，自然灌注五脏，此为气归丹田矣。如子后丑前不及，但寅前为之亦可，卧中为之亦可，但枕不甚高可也。

汉蒯京年百二十岁，日甚壮，言朝朝服玉泉，扣齿二

---

① 《黄庭经》：道教上清派的重要典籍。

七，名曰炼精。

后汉王真尝漱舌下玉泉咽之，谓之胎息。孙真人曰：发宜多栉，手宜在面，齿宜数扣，津宜尝咽，气宜精炼。此五者，即《黄庭经》所谓子欲不死修昆仑①尔。

热摩手心，熨两眼，每二七遍，使人眼目自然无障翳，明目去风无出于此，亦能补肾气也。频拭额上，谓之修天庭，连发际二七遍，面上自然光泽。如有点点者，宜频拭之。又以中指于鼻梁两边，揩二三十数，令表里俱热，所谓灌溉中岳，以润于肺。以手摩耳轮，不拘遍数，所谓修其城郭，以补肾气，以防聋聩。

大凡入坐，尝以两手按脴②，左右纽肩数十，则血气通畅，不生诸疾。

古人以色欲之事，譬之凌杯成汤，羽苞畜火，可不慎乎？

治心

臞仙曰：心者神明之舍，中虚不过径寸，而神明居焉。事物之滑，如理乱棼③，如涉惊侵，或怵惕④，或惩

---

① 昆仑：道家语，指头。
② 脴（bì 必）：胃脘。
③ 棼（fén 分）：纷乱，《左传·隐公四年》："犹治丝而棼之也。"
④ 怵惕（chù tì 处替）：恐惧，《尚书·冏命》："怵惕惟厉，中夜以兴，思免厥愆。"

创①，或喜怒，或思虑。一日之间，一时之顷，径寸之地，炎如火矣。故神弗留则蛊，明弗留则耗，休休焉。尝与道谋而自不觉。或曰：谨于为善。若嗜欲一萌，即不善也。归而勿纳，是与良心竞也。必有忿悁②之心起，而与我敌。以我矜愿之意，接彼忿悁之心，何为不斗？斗不止而害生矣。凡七情六欲之生于心，皆然。故曰：心静可以通乎神明。事未至而先知，是不出户知天下，不窥牖见天道也。盖心如水之不挠，久而澄清，洞见其底，是谓灵明宜乎静，可以固元气，则万病不生，故能长久。若一念既萌，神驰于外，气散于内，血随气行，荣卫昏乱，百病相攻，皆因心。而心也，大概怡养天君，疾病不作。此治心之法也。

导引法

闭目冥心坐冥心盘趺而坐，握固静思神。叩齿三十六，两手抱昆仑仪两手向项后，数九息，勿令耳闻，自此以后出八息，皆不可使耳闻。左右鸣天鼓，二十四度闻移两手心掩两耳，先以第二指压中指，弹击脑后，左右各二十四次。微摆撼天柱摇头，左右顾肩膊，随动二十四，先须握固，赤龙搅水浑赤龙者，舌也，以舌搅口齿，并左右颊，待津液生而咽。漱津三十六一云鼓漱，神水满口匀。一口分三咽所漱津液分作三口，作汩汩声而咽之，龙

---

① 惩创：惩戒，警戒。
② 悁（yuān渊）：恼怒。《说文解字》："忿也。"

行虎自奔液为龙，气为虎。闭气搓手热以鼻引清气，闭之少顷，搓手令苞①热，鼻中徐徐乃放气出，背摩后精门精门者，腰后外肾也，合手心摩毕，收手握固。尽此一口气再闭气也，想火烧脐轮闭口鼻之气，想用心火下烧丹田，觉热极即用后法。左右辘轳转俯首摆气两肩三十六，想火自丹田透双关，入脑户，鼻引清气，闭少顷间②，两脚放舒伸放直两脚。叉手双虚托叉手相交，向上托空三次或九次，低头攀足频以两手向前攀脚心十三次，乃手足端坐。以候逆水上候口中津液生，如未生，再用急搅取水，同前法，再漱再吞津。如此三度毕，神水九次吞谓再漱三十六，如前口分三咽，乃为九也。咽下③汩汩响，百脉自调匀。河车搬运讫摆肩并身二十四次，再转辘轳二十四次，发火遍烧身想丹田火自下而上遍烧身体，想时口及鼻皆闭气少顷。邪魔不敢近，梦寐不能昏。寒暑不能入，灾病不能迍④。子后午前作，造化合乾坤。循环次第转，八卦是良因。

诀曰：其法于甲子日，夜半子时起。首行时，口中不得出气，唯鼻中微放清气。每日子后午前各行一次，或昼夜共行三次。久而自知，蠲除疾疫，渐觉身轻。若能勤苦不怠，则仙道不远矣。

---

① 苞：光绪本、文锦堂本并作"极"，义胜。

② 闭少顷间：原误作"闭步顶间"，形近致误，据上文"闭之少顷"及文义改。

③ 下：此后原衍"下"字，据光绪本删。

④ 迍（zhūn 谆）：原误作"连"，形近致误，据光绪本及韵脚改。迍，路难行不进的样子。

坐功图像①

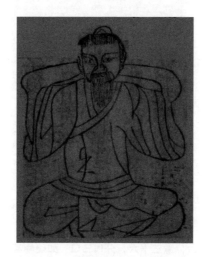

叩齿集神三十六，两手抱昆仑，双手击天鼓二十四

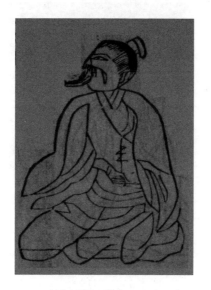

左右手摇天柱各二十四

---

① 坐功图象：此4字原脱，据光绪本及目录补。

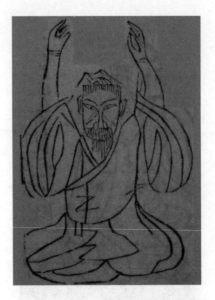

左右舌搅上腭三十六，漱三十六，分作三口，如硬物咽之，然后方得行火

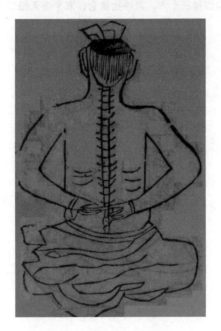

两手摩肾堂三十六，以数多更妙

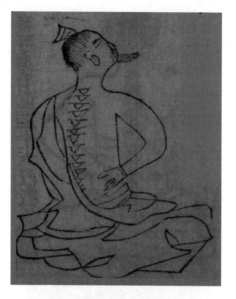

左右单关辘轳，各三十六

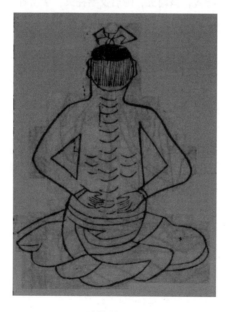

双关辘轳三十六

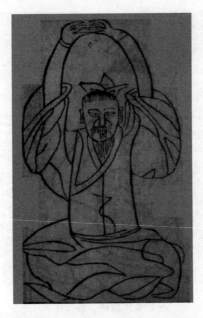

两手相搓，当呵五，呵后仪手托天，按顶各九次

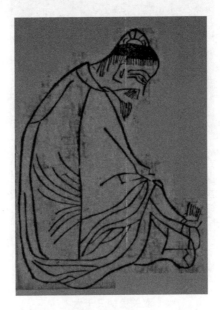

以两手如钩，向前攀双脚心十二，再取足端坐

去病延寿六字法

其法以口吐鼻取
总诀

肝若嘘时目争精，肺知呬气①手双擎。

心呵顶上连仪手，肾吹抱取膝头平。

脾病呼②时须撮口，三焦客热卧宁宁③。

吹肾气

肾为水病主生门，有疾厄羸气色昏。

眉蹙耳鸣兼黑瘦，吹之邪妄立逃奔。

呵心气

心源烦躁急心呵，此法通神更莫过。

喉内口疮并热痛，依之目下便安和。

嘘肝气

肝主龙涂位号心，病来还觉好酸心。

眼中赤色兼多泪，嘘之病去立如神。

呬肺气

呬呬数多作生涎，胸膈烦满上焦痰。

若有肺病急须呬，用之目下自安然。

---

① 呬（xì 细）气：嘘气，运气吐纳一法。
② 呼：原作"呵"，据《修龄要旨》及上下文"呼脾气"改。
③ 宁：原作"嘻"，据《修龄要旨》及韵脚改。

呼脾气

脾病属土号大仓，有痰难教尽择方。

泻痢肠鸣并吐水，急调呼字次丹成。

嘻三焦

三焦有病急须嘻，古圣留言最上医。

若或通知去壅塞，不因此法又何如。

四季养生歌

春嘘明目木扶肝，夏至呵心火自闲，

秋呬定收金肺润，肾吹唯要坎中安。

三焦嘻却除烦热，四季长呼脾化餐。

切忌出声闻口耳，其功尤胜保安然。

心

可正坐，以两手作拳，用力左右互相筑各六度。又可正坐，以一手按腕上，一手向下拓空如重石。又以两手相仪，以脚踏手中各五六度。能去心胸间风邪诸疾，闭气为之，良久闭目，三咽、三叩齿而止。

肝

可正坐，以手两相重按胜下，徐缓身左右各三五度。又可正坐，两手拽相叉，翻覆向胸三五度。此能去肝家积聚、风邪、毒气，余如上。

胆

可平坐，令两脚掌昂头，以两手挽脚腕起，摇动为之三五度。亦可大坐，以两手拓地举身，努腰脊三五度。能去肾家之风毒邪气。

脾

可大坐，伸一脚屈一脚，以两手向后反制各三五度。亦可跪坐，以两手挹地回顾，用力虎视各三五度。能去脾脏积聚、风邪，喜食。

肺

可正坐，以两手据地，缩身曲脊向上三举。去肺家风邪、积聚。亦可反拳捶脊上，左右各三五度。此法去胸臆间风毒，闭气为之良久，闭目咽液，三叩齿为止。

肾

可正坐，以两手上从耳左右引胁三五度。亦可及手着冻抛射，左右同，缓①三五度。亦可以足前后逾，左右各十数度。能去腰肾膀胱间风邪积聚。余如上法。

凡欲修养，须静室焚香，顺温凉之宜，明燥湿之异。每夜半后生气时，或五更睡觉，先呵出腹内浊气，或一九止或五六止，定心闭目，叩齿三十六通，以积心神。然后以大拇指背拭目，大小九遍，兼按鼻左右七遍，以两手摩令极热，闭口鼻气，然后摩面，不以遍数，为真人起居法。次以舌拄上腭，漱口中，内外津液满口，作三咽下之，令入胃，存胃神承之。如此者之作，是三度九咽，庶

---

① 缓：文锦堂本此字下有"身"字。缓，放松，松弛。

得深溉五脏，光泽面目，极有力，不可轻忽。

保养精神

精者神之本，气者神之主，形者神之宅也。故神太用则歇，精太用则竭，气太劳则绝。是以人之生者，神也；形之托者，气也。若气衰则形耗，而欲长生者，未之闻也。夫有者，因无而生焉，形须神而立焉。有者无之馆，形者神之宅也。倘不全宅以安生，修身以养神，则不免于气散归空，游魂为变。方之于烛，烛尽则火不居；譬之于堤，堤坏则水不存矣。身劳则神散，气劳则命终，形瘦则神毙，神毙则精灵游矣。已游者无返期，既朽者无生理。故魂者，阳也；魄者，阴也。神能服气，形能食味。气清则神爽，形劳则气浊。服气者，千百不死，故身飞于天；食谷者，千百皆死，故形归于地。人之死也，故形归于地，魂飞于天，魄落于泉，水火分散，各归本源。生则同体，死则拍捐，飞沉各异，禀之自然。形者譬如一根之木，以火焚之，烟则上升，灰则下沉，亦自然之理也。夫神明者生化之本，精气者万物之体，全其形则生，养其精气，则性命长存矣。

八卦图

乾为父　　　　震为长男　　　　坎为中男　　　　艮为少男

阳卦多阴

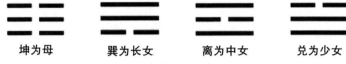

坤为母　　巽为长女　　离为中女　　兑为少女

阴卦多阳

解曰：

上爻为父，下爻为母，中间正位为下种之月。假如父母寿年俱是单，若单月种子，是为乾卦，为男。父母是年俱是双，若双月种子，是得坤卦，为女。余皆做此。下种之月，以得节气为准。如正月内得二月节，作二月算。若节气交度之际，切不可交接种子。犯之，恐成半阴半阳，损胎夭寿也。慎之！慎之！

起算胎数

七七四十九，问娘何月有？

除却母生年，单奇双是偶。

奇偶若不当，寿命不长久。

解曰：

先下四十九数于算盘上，又加其母受胎月数，总算得多少数，在总数中除去母生年数，逢单是男，逢双是女。若单而生女，双而生男，定有夭寿之变。

假如四十九数，若值正月受胎，是总数五十，其母年三十一岁，除去母年，此数只余一十九数，九则为单，是男矣。余皆做此。

月计歌

古今此法少人知，别是天机一段奇。

寄与世间无嗣者，生男生女定无疑。

要知产女生男法，似向家园下种时。

大凡妇人不孕，盖因月信不调。必服后药，方可调经种子。

四物汤

当归_{去芦} 川芎 白芍 熟地黄_{酒蒸，焙干}

上各等分，每服四钱，水二钟，煎八分，空心温服。若崩中去血过多者加胶艾，如五心热者可服后药。

逍遥散

甘草_{炙，半两} 当归_{去芦，炒} 茯苓_{去皮} 芍药 白术

柴胡_{各一两}

上咬咀，每服三钱，水一钟，煨姜一片，薄荷少许，煎七分，不拘时服。

凡妇人久①无子，遇五月五日、六月逢六日，采益母草连根，透风阴干，不犯铜铁，用石臼内捣成细末，炼蜜为丸，如弹子大。每日一丸，温酒送下，服至十月，决有

---

① 久：原误作"人"，形近致误，据文义改。

神效。

产前产后诸病，俱可服。

遇月信一日至三日、五日，子宫开，交则有子。过六日，则闭而无子。

如经后一日、三日、五日受胎者，皆男；二日、四日受胎者，皆女；六日后则胎不成矣。

十月受胎图

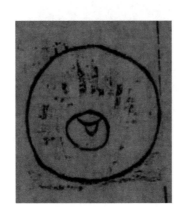

初月胎形

初月胎形如露珠，未入宫罗在裩户。

犹如秉烛在风中，风紧之时留不住。

初月受胎一点精华，如草上露珠，似未有宫罗也，在裩户之所。裩户是系裩之处，未入腹内。其形或散或聚，如萍。

罩胎散

如本妇禀气弱，及病后受者须用此方。或只是气不和，用安胎和气散，专调理怀胎一月满足。有少妇害羞时，医家不识，误作阻经。此胎常有头晕恶心，不思饮食，六脉浮紧，可进此药。

当归　白芍各三钱　枳壳四钱　砂仁二钱　川芎二钱
甘草六分

上锉散，分作二大服。每服水一钟半，煎至七分，空心热服，渣再煎。

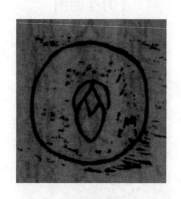

二月胎形

二月胎形北极中，如花初绽蕊珠红。

分枝未入宫罗内，气受阴阳血脉同。

二月胎形似花，其受胎一月满足，以受血近阴，形似桃花分枝叶，在母北极中。北极者，阴户六寸深也，其胎入腹，未有衣裹。

安胎和气散

凡有惯堕胎者，一月间须进两服，保五个月，则不用也。专治胎前二三个月，多有人家挑砖换石，移床铺席，伤触胎气。不安、虚弱之人，多有此证。头晕目花，恶心呕吐，不思饮食，宜进此药。

藿香　陈皮　苍术　砂仁　黄芩　桔梗　益智仁各二钱　陈枳壳三钱　厚朴　甘草　紫苏叶各一钱　小茴香炒，一钱半

上锉散，分作三服。每服用水一钟半，煎至七分，空心温服，渣再煎服。

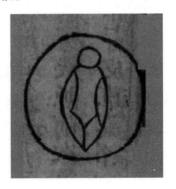

三月胎形

三月胎形似血凝，有宫无室位无真。

娘思食味千般爱，苦辣酸咸并纳成。

三月胎形似蚕茧，其月胎形渐渐长，如蚕一头大一头小，形渐渐如圆，未入宫罗，已至脐下，渐渐有裹，其形薄薄包之。此三月胎形，与二月相同耳。一问虚弱，胎气不和，呕吐，或触动胎，兼遇秋天时气，寒热相蒸，所染照前，次第加减用之。

疟疾加青皮、草果各二钱，不可用常山；咳嗽加杏仁、五味子各二钱；潮热不退加黄芩、柴各三钱；气喘急者加沉香五分。另磨，和药服之。

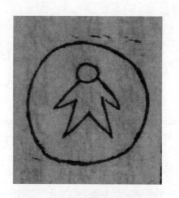

四月胎形

四月胎形分四肢，入宫胎稳始成儿。

食忌兔獐并毒物，免教胎内受邪亏。

此月入宫罗之室，衣裹渐至丹田之所。食忌兔、獐、毒物、蒜荞、有涎之菜。诸毒物食之伤胎，多食伤气，不和是也。

活胎和气散

专治胎前四五个月，身体困倦，气急发热，饮食无味，贪睡头晕，四肢酸软，宜进此药。

苏叶四钱　甘草九分　小茴香一钱五分　枳壳四钱五分
厚朴　香附各三钱　砂仁　苍术各二钱　陈皮去白，二钱

上锉散，分作三服。每服用水一钟半，煎至七分，空心温服。

五月男女分四肢，入宫胎稳始成儿。

男酸女淡多餐味，此定阴阳与众知。

此月胎形男女分定，令胎母前行，使人后唤之，左回头是男，右回头是女。男思酸味，女思淡味。已入宫室之

内，其胎安稳。

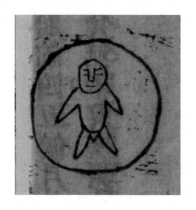

五月胎形

瘦胎饮

专治胎前五六个月，胎始困弱，令胎母腹重贪睡，饮食不知味，肚中膨胀，胎有些动，此药可进二三服，养聚胎气精神。

当归二钱　白芍药　益母草　枳壳各四钱　砂仁　香附子各三钱　益智仁三钱　甘草一钱　茯苓五钱　小茴香二钱

上锉散，分作三服。每服用水一钟半，煎至七分，空

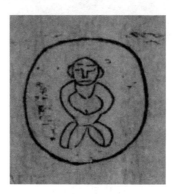

六月胎形

心温服，渣再煎。

六月胎形左腹游，男魂左手似线抽。

女魂右手轻摇动，却在脐中渐渐浮。

六月胎形，男动左，女动右。男魂降动于左，女魂降动于右。胎在母脐腹中，渐渐浮动，如鱼食水一般。

瘦胎饮方在前

调治六个月胎妇，此方多有瘦弱之妇，可服瘦胎饮一二服，护其胎。母之若临产之时，令其脉自然调和，易养易生，更无忧虑之危。

又有健壮之妇，免服其药，胎孕安稳，临产之时，自然精爽。

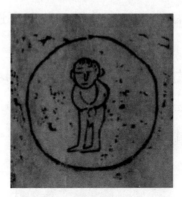

七月胎形

七月胎形定不邪，男垂左胁动此须。

女于右手无时动，行步艰难母叹嗟。

此月胎形，男向左胁动，女向右边动。七月已成人，亦有降生者，所以胎母行步艰难也。

知母补胎饮

调理胎前七八个月，胎动如石，行步艰难，脾胃虚弱，时有气急冲心，胸前胀满，咳嗽，误食热毒。所以，是胎气不安，名曰子悬证。

知母　苏叶各二钱　枳壳四钱　益母草　黄芩　滑石　甘草　香附各三钱

上锉散，分作二服。每服水一钟，煎至七分，空心温服，渣再煎。

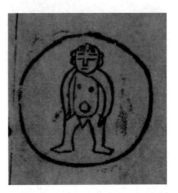

八月胎形

八月胎形已见成，毛生长发定精神。

娘眠思食吞难下，困弱忧愁耽闷行。

此月胎形毛发生，受胎八个月，始生胎发，令人心闷烦躁，思食不进，食美味如食糠皮，令母困弱，胎气伤，脾胃不和。

和气平胃散

专治妇人胎前八九个月，胎儿长发，以致胎妇脾胃虚弱而不调和，湿热相攻，五脏六腑不和，或变痢疾杂症之病。此药安胎和气也。

　　厚朴　黄连　猪苓　泽泻　地榆　苍术各五钱　白芍三钱　升麻一钱半　豆蔻一钱半　陈皮四钱　甘草一钱　柴胡二钱

　　上锉散，分作三服。每服用水一钟半，煎①至七分，空心温服，渣再煎。

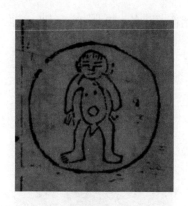

九月胎形

　　九月胎膜重如山，七精开窍不非凡。

　　一夜一升三合血，母胎欲产得脐全。

　　九月胎形七精者：眼有光，鼻有气，耳有闻，口知味，心有灵。各道俱全，方能转身，左右胁大动，胎母觉知，忧闷烦积，饮食不快矣。

　　　　保生如圣散

　　专治九月胎欲产期，忽然肚痛，先行其水，婴儿不

────────────

　①　胎形毛发生……用水一钟半，煎：原脱，据光绪本及文锦堂本补。

降，宜服此药。

益母草二两　当归四钱，弱者多用　砂仁二钱　陈皮一钱

大枳壳一两　甘草六分　白芍四钱　益智仁三钱，去皮　陈艾一钱

上锉散，分作二服。每服用水二碗，煎至一碗半，不拘时温服，渣再煎服。如不降，生鲤鱼一尾，醋一匙，加乌金丸一枚，同煎前药，服之神妙也。

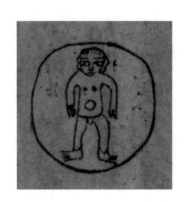

十月胎形

十月满足欲生儿，四肢鳞缝骨精开。

产下要紧加防慎，莫令儿生被风吹。

此月胎形满足，四肢骨缝俱开，方才降生。落地时，恐其贼风冲吹，婴儿初生搂抱包裹，仔细谨慎方可。

活水无忧散

专治十月已满，多因恣情内伤，或因患潮热之症，又兼胎前多吃热毒之物，瘀血相搏，七情怒气所伤，临产有横逆之厄，怆忙不谨，或使稳婆取时，触死胎儿在腹，不

能医治。今备防此之患，济急奇方，不可轻传，但服一二贴，加乌金丸二丸，服之其效如神也。

益母草二两　急性子即金凤子　当归各四钱　陈枳壳一两生地黄　白芍药二钱　甘草八分　生鲤鱼一个　肉桂　川芎　陈皮各一钱　苏叶二钱　陈艾一钱

上锉散，分作二服。每服用水三碗，煎至二碗，临服之时，加入好醋一匙，每一碗和调乌金丸一丸。如其死胎不落，急取无根水再煎药渣，连服一服，救其性命。奥妙不可轻传，亦天地间之大方便也。

乌金丸秘诀

阿胶十八遇真仙，净洁龙衣只一联。

谷麦生芽三寸位，染坊败笔数根坚。

五月五日收熟艾，均等须教分两全。

择日成心合此药，免令少妇入黄泉。

阿胶四两，炒　熟艾　谷麦芽日晒干，各二两　龙衣即蛇退壳，要全者一条，又要虬头下山者妙　败笔即苏木，二两，各等分

凡修炼，专择天月二德、天医生气吉日，凝神定虑，洒扫净室，画太极图，分两仪，定九宫，而生八卦。所忌妇人、鸡、犬、人声音。要至夜间寂静，斋戒志诚，先念：净口、净心、净身、净天地神。咒毕，发火炼药，口念咒曰：

天精精，地精精，精精灵灵，左朝北斗右朝神，人逢此药，各保安宁，急急如律令。

炼成了，包收，候五月五日，五家角黍煎炼，同捣前药，均匀为丸，如梧桐子大，晒过候干，收住磁罐内。凡有妇人产前产后，催生护产，无不应验如神。

卷二

安置炉鼎篇

夫安置炉鼎者，乃广成子授黄帝补虚之法也。炉鼎者，可择阴人十五六岁以上，眉清目秀，齿白唇红，面貌光润，皮肤细腻，声音清亮，语言和畅者，乃良器也。若元气虚弱，黄瘦，经水不调，及四十岁上下者，不可用也。凡与之交，择风日暄和之候，定息调停，战之以不泄之法。待其情动昏荡之际，舌下有津而冷，阴液滑流，当此之时，女人大药出矣。上则紧哑其舌，以左手挪其右胁下，则神惊，精气泄出，吸其气和液咽之，则玉茎亦能吸其阴精入宫，如水逆流直上。然后御剑，则神妙矣。夫上采舌者，谓之天池水；中采乳者，谓之先天酒；下采阴者，谓之后天酒。崔公①云："先天气，后天气，得之者，常似醉。"岂虚语哉？依法采其三次，若其阴实不过，候其情甚，快哑其舌，退龟少出，如忍大便状，则其阴精自泄矣。此法巧妙，功用极大，不可轻传，以泄天机。慎之！慎之！

歌曰：

采阴须采产芝田，十五才交二八年。

---

① 崔公：崔希范，唐朝人，号至一真人，撰《崔公入药镜》论述道教丹法。后句语出此书。

不瘦不肥颜似玉，能红能白脸如莲。

胎息有真都是汞，命门无路不生铅。

炼成铅汞归元海，大药能为陆地仙。

大锁方闭篇

夫大锁方闭者，乃撒手过黄河之法也。凡性急躁之人，须半月方可闭住；性缓者数日便闭。若一月之后，金关永闭，玉户常扃，自然不泄一点。初下手时，未便惯熟，倘或精泄，只是清水。行之五七日后，清水亦不泄也。初交之际，用三浅一深，渐渐至九浅一深，往来扇鼓三百余次，但觉欲泄，急退玉茎，按阴额，以右手三指于谷道前闸住，把一口气提上丹田，咽气一口，澄心定虑，不可动作。少顷，将玉茎复振，依前扇鼓。若情动，蹲身抽出玉茎，如忍大小便状，运气上升，自然不泄矣。夫精气，乃一身至宝，只图快乐，泄尽元阳，譬如珠玉，投于渊海之中，安可再得？每遇交合之际，闭口定息，使气转运，化为津液，而归丹田。不得出气，但微微于鼻中放出，如口不闭，则清气易泄也。若气流入膀胱等处，反成诸疾，可不慎欤？至于交战，勿令大醉、大饱，每于戌亥二时之间，乃阴盛阳生之候，去却里衣正坐，右手握肾茎紧兜，左手于丹田上搓摩九九之数，方向阴户。却照前扇鼓，三浅一深，次以九浅一深，往来扇鼓数百。欲泄，急抽身起，以灵柯按阴额缩龟，咽气存想。少时，扇鼓如法，觉精动，依前提出，澄心定志，扇鼓倍之，或至一千八百之数。如彼此不倦，依法为之，行之久久，自然不走泄一点[①]矣。

歌曰：

> 欲习于中理，温暖补灵柯。
>
> 灵柯既坚硬，撒手过黄河。
>
> 灵柯按阴额，黄河水逆流。
>
> 闭思真气定，终夜胜金钩。

又曰：

> 空字明书穴下工，下工到处是真空。
>
> 真空穴下能生巧，直入长生大道中。

回躬御女篇

房中术行至一次，身体不倦，至三五次，扇鼓至一万二千八百之数，依前提身缩龟，咽气一口至丹田，急缩下部，不令走泄。第一上峰，始采女子口中津液咽之；第二中峰，复采女乳汁吞之；第三下峰，闭气蹲身如龟状，急缩下部，采其红铅，从尾闾运上昆仑顶，散于四肢，返老还童，诸疾不生矣。真人曰：欲采下峰，且先学运气法，得玉茎巨壮，可塞阴户，然后随吸阴中之气，从玉茎管逆入丹田。此三峰法也。

---

① 点：原误作"然"，据文锦堂本改。

歌曰：

<blockquote>
永镇金关诀，长扃玉户秋。

施功如到此，御女复何忧。
</blockquote>

又曰：

<blockquote>
欲解回躬秘，身形似缩龟。

三峰如累卵，二者觉先知。
</blockquote>

又曰：

<blockquote>
万千数毕至回躬，四大安然百脉通。

皱纹舒尽红颜美，存想凝神大有功。
</blockquote>

从心求味篇

自初下手，须缓缓施工按擦，不可性急，以上运用，实天地交姤，夫妇和畅，全美之道也。既不损阴，又不亏阳，交感百日之后，阴亦不倦，是乃体不交而神自交，意不合而气自合。端然静坐，涣然舒畅，内外神气，自然翕合。每日有三十二般真味，是乃从心求味也。

歌曰：

<blockquote>
大锁金关毕，回躬御女收。

精神如此到，真味称心求。

缓缓施工闭，精神夜夜修。

和鸣夫妇美，任意畅千秋。
</blockquote>

又曰：

<blockquote>
慎勿狂狞身又高，百千度了气雄豪。
</blockquote>

果然净坐思真味，体不交而神自交。

又曰：

同其真味来，炉中自交姤。

一宵能百度，黄河水逆流。

还精采气篇

若论成功，止其不泄，未足为奇。要在还精采气，斯为大道。或曰：何谓还精采气？答曰：凡扇鼓至千百之数，女有阴交三穴：一两乳，二两胁，三两肾是也。往来扇鼓之际，候其声娇、色变、眼慢、口合、手冷、心烦，彼时急缩下部，蹲身如龟，其牝中津液自我灵柯吸入，故曰：饮海黑龙收。一合自己元阳，二得混而为一，从尾间①夹脊，透上泥丸宫，再降入丹田，滋养真气，岂小补哉？盖女人一身属阴，惟津液属阳，故曰水中铅，阳数也，又名为红娘子；男子一身属阳，惟精气属阴，故曰沙中汞，阴数也，又名为白头翁。红乃为铅，白乃为汞，与真液相合，搬上泥丸，则齿发不落，而颜如童矣。

歌曰：

大锁回躬罢，施工真味周。

还精方采气，饮海黑龙收。

又曰：

---

① 间：原误作"间"，形近致误，据文锦堂本改。

还精仍补脑，采气复丹田。

此道行之熟，端然作地仙。

又曰：

阴里回身是属阳，肾宫红液起琼浆。

时方认得真铅汞，渐入长生不老乡。

赫赫金丹篇

采战时，先用绯线折回耳间，迷之鼻窍。然后又将绯线周围颈项，如不大一米未发也，研半钱乳香，调好酒一盏吞下，煮羊肉四两，令女先服。三五日一浴，或半月一浴，候天气晴明时行之。于此一意诱合，候其情动。用雌鸡翎三寸二分，将绯线扎缚一处，温存搂定，缓入阴户，向前进一寸二分其液自吾灵柯穴透至宝鼎，名曰返圣胎，产出婴儿，长生有寿。虽寒暑疾病，亦不生也。

歌曰：

欲识水中金，红娘二八阴。

温时经岁久，方可采其真。

又曰：

黄菜仙顶辨东西，不向阴宫路上迷。

灵雀两头千里羽，圣人三转九霄梯。

又曰：

龙降虎伏玄关启，虎动龙吟玉管齐。

风摆水中金液动，这回谁肯恋空枝。

炉中呼吸诀

凡采战，先须端坐，凝神定气，因鼻引清气，口内呵出浊气一口，又次叩齿，以舌搅华池，咽津，用最上导引法。然后搂玉鼎，徐徐进步，候其情动，摇取彼右手，抱紧，咂住其舌，取他津液一口，仍吸其气咽下，存神定气，缓缓入炉。若要满炉，以聚气为法，次掏其第三中指之间，用九浅一深、二疾八迟之法，进百余步。再依前法取之咽下耳，复进百余步又取之。如是数次，其妙不可言也。若要不漏，频频出炉，缩胁提呼，各吁气一口，再提再呼。倘若紧急提呼不依，即于尾闾关用手底住，自然不漏，玉柱金枪，通宵不倒矣。非独阳畅，抑且阴欢。凡采取候其情动，阴户开张，津液流溢，他动我静，不可深入。咂住其舌，吮华池神水咽之，自然阳气壮盛，欲退即掏第三义，吸取真气，三四口咽下，然后出炉。既退不可就眠，且端坐吐纳三十余口，用黄河逆流法运归四肢，待安静方眠。欲再战，依前法为之。若女子精泄有损，罢战，还他五口，呵每口令彼三次咽之。如不还，则有黄病夭丧。若不信，但行此法，十日半月之后，见面目痿黄，精神短少，是其验也。慎之！慎之！

展龟秘诀

夫欲展龟，身长大者，于子时后午时前，乃阴消阳长之时，静室中披衣端坐，凝神定气，腹中当令戴饥，空则气脉流通，饱则气窒不通，仍用中乘导引法。闭气咽津送下丹田，运至玉茎，两手搓热如火，用一手兜托阴囊握茎，一手于丹田脐腹上摩九九之数。换手依前法右转，再摩九九之数毕，就根捻住，在左右腿上敲打，不计其数。久久行之，自然长大矣。

进火还元气

凡扇鼓情动，左手结印于玄关，用印指定，直到极乐，撮口含唇，胁腹提呼，微微吁气一口，此三花聚顶，五气朝元也。

歌曰：

> 手提金印倒骑牛，一指黄河水逆流。
>
> 能用坎离颠倒法，直到昆仑顶上游。

又曰：

> 舌拄上腭眼观顶，手指宝印提金井。
>
> 夹脊双关款款收，提呼直上昆仑顶。

玉泉无漏法

凡欲战，以手握玉茎，舌拄上腭。先调自己神气，均匀进功时，鼻内微微出气，不可口中出气，恐心气不与肾气相接。况神不离目，气不离口。目乱则神去，气喘则精出。戒之！戒之！虚心实腹，弱进强出，自然无漏矣。

歌曰：

> 在欲而无欲，居尘不染尘。
>
> 往来宜缓慢，百病不能侵。

运精填脑诀

凡交媾，觉情动，将三指紧扣玄关，歇腹缩颈，至极乐之地，用七返还阳法运金精，以填脑髓也。

歌曰：

> 手指似钢钩，缩身皱眉头。
>
> 睁目紧歇腹，海水向东流。

又曰：

> 三指紧将玄关扣，歇腹缩头水逆流。
>
> 更将七返还阳药，运向昆仑顶上游。

搬运秘诀

凡行事毕，每平旦直伸两足，左右压定，开眼，用两手披两足指九次，极忍闭气，将身中动，止许鼻息微微出气，令匀行三五次，面如黄炙，乃是真气上升泥丸矣。即以两手搓摩面皮，两耳自热，则放开为度也。

歌曰：

> 华池金液入丹田，配合须归造化源。
>
> 河车搬上昆仑顶，能教衰老变童颜。

取火煮海诀

凡行必戌亥时，乃阴盛阳衰，血际之时，披衣正坐，右手兜外肾，左手于丹田上搓摩九九之数，换手右转亦如前数，久久则纯熟，补益于身矣。

歌曰：

> 一兜二兜，左右换手。
> 九九之数，真阳不走。

子午流通诀

凡器具既成，则用黄河逆流之法而奈战。每与之交，则先行子午十次，使气脉通畅。入炉行九浅一深之法，进退迟速，俱至缩起腰身，闭气不出，卷舌拄腭，以睛上视，用手扳拿如钓钩，频频咽气，以候心定，自然不泄。若气极轻，呵出之，掩耳闭气存想，气从夹脊上脑后，入顶门，则散于四肢百脉。若数次不泄，则强矣，却用消息散气法。

消息散气法

精不可散，散者气也。凡以不泄之精，作于未萌之先，可也。闭口曰"闭天门"，舌拄上腭曰"塞华池"。以手摩两肾门，向上九次，复手转辘轳九次，以手摩天柱九次，掩耳鸣天鼓九次，两手左右上下摩天庭九次，两手搓热摩熨两眼二七次。然后叩齿三十六，嗽华池津液，吸东方清气，咽下。复以手摩足掌心二七次，久乃惯熟，掩闭双关，塞其精血，不致轻泄也。

六字延生诀

存缩抽吸闭展

一曰存者，交姤之时，存心游于物外，须交合不可着意，体交而神不交。若着意，是神交，而精易泄矣。若不着意，纵然走泄，只是去浊留清。当此之际，急用缩胁提呼，存久不倦，则无漏矣。

存

两肾中间一是神，命门之处是精根。

莫令走失牢坚固，穷取生身死户门。

二曰缩者，交接时缩气上行，不令顺下，气下则泄。又当如忍大小便状，灵柯渐退半步。口嘘气出，咥定女舌，取他津液咽之。搂定吸他气一口，送下丹田。直入灵柯三五次，或七次，渐渐龟形森旺不泄矣。

缩

元精欲走禁无由，手足须如钳与钩。

弩目掣提玉茎退，身如缩顶一猿猴。

三曰抽者，当缓缓进步，不可急躁。当抽半步，采接津液，以我鼻吸他鼻中所出之气。候其气喘，急吸咽之，不可用口吸，口吸则伤脑。抽吸若多，玉茎自固，神气壮①实，愈久愈坚也。

抽

入炉汤养意悬悬，一深九浅数为先。

进迟退速能夺取，益精补髓壮丹田。

四曰吸者，以我玉茎吸他津液，如受气之管。采取之时，上以鼻吸其气脉，下以玉茎吸其阴精，存想入我玉管之中，上下齐吸，勿令颠倒。一抽一吸，如管吸水，仍接口内津液咽之。依此而行，颜色光润，神气状实也。

吸

收取华池玉液津，情浓速将退灵根。

闪开直机徐徐出，吸夺归来贺万春。

五曰闭者，当动作之时，不可开口出气。口是元门也，下与命门相接。若封固不牢，则失神败气，其精易泄。且行功之时，则五字相连，缺一不可。若弃存缩而难以行其功，舍抽吸而难以得其物。四者难备而不急于封固，则得而又失，不能保其命矣。须要闭而不开，则得五字之秘也。

闭

精养灵根气养神，元阳不走得其真。

丹田养就千金宝，万两黄金莫与人。

---

① 壮：原作■，据文锦堂本补。

六曰展者，乃操兵演马也。兵不操不惯，马不演不熟。男女相交，譬如两将相敌一般。女人自然有不战而胜，以静待动的手段。男子一见女人的牝户开张，先神魂不定，不待战有几分败势；又自己灵龟发作的，头上如明镜一般，一入炉行动，不及数合，就便输了。盖不曾经传授操演过。若是有传授的灵龟，自然雄壮坚固，粗燥老喇，交合有何惧哉？

就炉铸剑法

凡与女交，随其炉鼎之大小，入炉之初，先取进火气一口咽下，次以子午气一口压之，则阳自内发。然后施龟御之，其功不浅矣。

吕公安乐歌

双托一度理三焦，左肝右脾如射雕。

东脚西肾须单托，元海华池内顾朝。

摇头摆手祛心病，手扳涌穴理胸腰。

每宵如法三度许，方才把火遍身烧。

请君子后午前行，管取延年百病消。

三峰采战房中妙术秘诀

夫一阴一阳之谓道，故好色之心，人皆有之。当其交战之际，必须玉茎雄壮，触满花心，通宵不倒，久战不泄，以致妇女情欢意悦，方得妙处。若其将泄，即便用诀，急急提住，勿令走泄，庶可以气补气，以人补人，一夫可度十女矣。

且入房抱鼎之时，先以甜言美语动其心，次采三峰而调其情。所谓三峰者，上舌、中乳、下牝户是也。采取之时，待情动兴浓，户内滑精盈溢，女子淫情动矣。当此之时，可以温存抱定，轻怜爱惜，闭口咬牙，驰心物外，思念别端，从容放龟入炉，行九浅一深之法。

诀曰：战不厌缓，采不厌频，使女子情动兴浓。或其气富而颤声不止，或其体软而不言，或其目涩而额赤，或其视听反复、耳舌尖冷、言语杂乱、鼻孔开彻、阴户张展，此其验也。

当此之际，纵其玉茎，务要浅多深少可也。浅则益阳，深则益阴；浅则决胜，深则必输，戒之。交合之间，须要缓缓，进迟退速，不可燥急，勿令气喘。战攻时多，须要少歇，待其安静，再加抽添。若其将泄，速退灵根半步，或出户，不可急行。

诀曰：

闭口咬牙目视顶，鼻引清风提金井。

握手钩足似猿猴，玄珠自上昆仑顶。

行此诀久，其精自固，且须少歇。待其心定，再照前法，浅攻深送，慢进急退。依此交合，而玉茎自然坚硬，攻战无倦，纵有走失，不过一点清冷之水，又何伤哉？

诀曰：

　　出入由从自有方，入时宜弱出宜强。

　　须神闭口神游外，进退何劳急急忙。

宽皮汤洗龟法

　　甘草　当归　官桂　地骨皮　木通　大茴香　露蜂房
蛇床子以上各五钱　莲衣　瓦松　砖末　青核　桃皮　秋
皮以上各一两　蟾酥一钱，为末

　　上为粗末，用水六碗，煎至五碗，热洗一钟茶时。日
洗三次，每次行气三十余口。行气之时，须要正身端坐，
存神定意，咽津纳气一口，以意使下丹田，直至玉茎头
上，如此三十余遍毕。

　　将玉茎根下用手拿住，左右打腿，左打八十一，右打
八十一毕。

　　又将玉茎拿住头上，用手抚摩，不计其数。大妙！
大妙！

　　诀曰：

　　鼓来一气到中元，一涌先须至下关。

　　展腰缩背连身努，气裹龟头大似拳。

兴阳蜈蚣袋

　　蜈蚣一条，去头足，为末　甘草三分，为末　甘遂三分，
为末

共一处，用素白绢作成袋，扎于玉茎下，方行前功，三七日可成。此时观形势完备，舒展长大，粗不可言。其龟苍老后不须用药，以固定元阳，方可入炉采战，取胜无厌。

此诀为人不可不知也。知者乐一生，不但延年而广后嗣矣。

武则天花心动房术

天雄二钱　蛇床子三钱　没石子一两，跮①雄　远志去心，三钱　川椒三分

上为细末，每用一钱，临时以唾津手心内调，涂玉茎头上入炉，待时行事双美，男女不寒甚妙。

锦帐生春丹

黑雄狗胆一个，焙干　鳖鱼焙干，为末

上以鳖末入胆内搅匀，麻索扎悬于当风，阴干。或加麝香五分。行事时津调少许。入炉长久，阴户塞满。欲泄，吃冷水便泄。

固本壮阳丹

乳香　丁香各二钱　木香一分　没药　辰砂各一钱　麝

① 跮（wěi 伟）：跑的样子。

香　沉香　血竭各五分　柏子仁一两　阳起石一钱　川山甲一两，火烧存性

上为末，面糊为丸，如梧桐子大。随人年岁数服，麝香酒空心吞下，壮硬非常。

延寿固精丸

菟丝子　肉苁蓉　熟地黄俱酒浸一宿　柏子仁　桂心去骨　北五味　远志去心　青盐　川牛膝去心，酒浸一宿　蛇床子酒浸一宿，以上各一两

上为细末，炼蜜为丸，如梧桐子大。每服三十丸，空心，温酒送下。行事，昼夜不衰，十遍不困。服至七日，似铁不损；服一月，通宵不倒，长七寸。此药能添精髓，常服延年益寿。

春方药性歌

药中何物最兴阳？石燕堪扶最健强。

至大至坚须蛤蚧，无休无歇赖羚羊。

固阳壮气川巴戟，补血生精蜀地黄。

硬熟茱萸并五味，最兴故纸与蛇床。

更有一般通水道，蚯蚓只奔到膀胱。

助阳丹歌

附子青新尖草芽，茴香没药共天麻。

海马麝香石燕子，蝎梢十个不须加。

丁香川椒菟丝子，临丸可碾好朱砂。

若是鼻中闻此药，不是黄瓜是菜瓜。

上分两、制法、吃法俱载《素女交战诀》后。

滋阴壮阳丹

乳香　丁香　木香各二钱　麝香五分　没药　辰砂各一钱　川山甲三钱，烧存性　柏子仁　茴香各三钱　阳起石一钱五分①

上为细末，酒糊为丸，梧桐子大。随人年数服，空心，酒下，壮硬非常。

一度终身想

乌药　鹿茸酒浸一宿，瓦上焙干　紫梢花　槟榔各一两　红豆二两　牛膝一两，酒浸，瓦上焙干

上为末，加远志不拘多少，煎至七分，去渣用汁，面糊丸，梧桐子大。每服三十丸，细嚼茴香汤吞下。忌猪肉，鱼、鸡不可食。忌房事，七日后行。

一捻丹

黄芪　丁香　牡蛎　母丁香各三钱　海马一对　地龙去

---

①　茴香……一钱五分：原作"茴香三钱，阳起石各一钱五分"，据文义改。

土，七条　麝香三分

上为末，每用三钱，摊于纸上固脐，然后酒调少许渣玉茎上，以热为度，方其行功，大有神效。

神仙至妙诀

扶金龙，佐肾水，秘精不泄。

猪苓五钱　茴香炒　川山甲各三钱，酒泡　木香一两五钱　木通三两　酸枣仁　干姜　干山药　熟地黄　柏子仁各五钱　甘草五分，炙干　金樱子　胡芦巴　远志　半夏各一两

上为末，每服一钱五分，空心，温酒吞下。扶阳固精，至妙要药。

兴战立阳丹

石燕炒七次，三钱　阳起石三钱　海马一对　全蝎一个，炒　蛤蚧酒浸黄色，三钱　鹿茸三钱　天麻子三钱，去油　肉苁蓉三钱，酒浸一宿，瓦上焙干　脑麝三分

上为细末，以甘草熬膏为丸，如梧桐子大。每服七丸，盐酒空心下。大能久战不败，至妙之药。

四时入门欢

石燕二个　阳起石　磁石　朱砂各等分

上为末，雀脑并糊为丸，梧桐子大。每服七丸，空心，酒吞下。欲泄，水解。

固真膏

贴脐法

甘遂　甘草　干姜　白砂　龙骨　附子　白矾　海螵蛸　蛇床子　乳香　木鳖子去壳，炒

各等分，为细末，生蜜为饼子。临行事，用油单纸贴脐中，绢带缚定，候药力到，方可行事。阴阳雄壮，二人快美。

相思锁

辰砂三钱　肉苁蓉酒浸，焙干，三钱　麝香五分　地龙七条，瓦上焙干

上为末，用龟血调为丸，麦子大。用一丸下于马口内，行事玉茎粗长，阴门胀满。不脱，吃水即脱。

鸳鸯扣

安息香　麝香　朱砂　乳香各一钱　红蜻蜓二个

上研细末，用活鲜鱼取血和药。如欲龟头大微长，加榛子肉，用新瓦器盛，封埋地下，七日取出，待九日后方用。以一粒塞耳，久不泄。欲泄，砂糖水解。

滋阳快活丹

硫黄　广木香　蛇床子各五钱　茱萸五钱　紫梢花　龙

骨　细辛各二钱

上为细末，津调少许入阴户，妙不可言。

固本丹

龙骨一两　诃子五个，去皮　砂仁　朱砂各五钱

上为细末，糯米糊为丸，菜豆大。每服一丸，酒送下，可战十妇。不泄，葱茶一盏解。

一度十年想

良姜　枯矾　桂心　木鳖子　地龙去土泥，瓦上焙干

上各等分，为细末，炼蜜为丸，如梧桐子大。每服一丸阴户内良久，行事妙不可言，女人十年思之。

始皇童女丹

石榴皮　青木香　茱萸去肉核　生明矾

各等分，为细末，津调入阴户，胜如童女。

鱼水相投散

三奈子　木香各二钱　全蝎三分

上为细末，炼蜜为丸，如梧桐子大。每次一丸，男津调入阴户，来往数次，两情相洽，自得鱼水之欢矣。

强龟益女丹

红豆　砂仁　良姜　五味子　晁脑

各等分，为细末，每次少许，津调玉茎上，可度十女，女亦无损，房中要药也。

陶真人养生丹诀

世言服灵丹，饵仙药，白日而轻举者，但闻而未见也。至于运气之术，甚近养生之道。人禀血气而生，故《摄生论》云：摄生之要，在去其害生者。此名言也。予所编去病歌，盖采诸家养生之要而为言，能依而行之，则获安乐。若尽其妙，亦长生之可觊。今著其歌于后：

万物惟人为最贵，百岁光阴如旅寄。

自非留意修养中，未免病苦为心累。

何必餐霞饵火药，妄意延龄守龟鹤。

但于饮食嗜欲间，去其甚者将安乐。

食后徐徐行百步，两手摩胁并腹肚。

须臾两手摩肾堂，谓之运动水与土。

仰面仍呵三四呵，自然食毒气消磨。

醉眠饱卧俱无益，渴饮饥餐犹戒多。

食不欲粗并欲速，只可少餐相后续。

若教一饱顿充肠，损气伤脾非汝福。

生冷黏腻筋韧物，自欢牲牢皆勿食。

馒头闭气宜少餐，生脍偏招脾胃疾。

酢酱胎卵兼油腻，陈臭腌菹①尽阴类。

老衰暮欲更食之，是借寇兵无以异。

炙煿之物须冷吃，不然损齿伤血脉。

晚食常宜申酉前，向夜徒劳滞胸膈。

饮酒莫教令大醉，大醉伤神损心志。

渴来饮水并啜茶，腰脚自然成肿腿。

尝闻避风如避箭，坐卧须须预防患。

况因食后毛孔开，风才一入成瘫痪。

视听行坐不可久，五劳七伤从此有。

人体亦欲得小劳，譬如户枢终不朽。

卧不厌侧觉贵舒，饱则入浴饥则梳。

梳多浴少益心目，默寝暗眠神晏如。

四时惟夏难将摄，伐阴在内腹冷滑。

精肾汤药不可无，食物稍冷休哺啜。

心旺肾衰何所忌，特忌疏通泄精气。

寝处尤宜绵密间，宴居静虑和心气。

沐浴盥漱皆暖水，卧冷枕凉俱勿喜。

瓜茄生菜不宜食，不独秋来多疟痢。

伏阳在内三冬日，切忌汗多阳气泄。

不问四时俱热酒，大药不须难入口。

五味偏多不益人，恐随脏腑成殃咎。

① 菹（zū 租）：酸菜。

阴雾之中无远行，暴雨震雷宜速避。

道家更有颐生旨，第一令人少嗔怒。

秋冬日出始求衣，春夏鸡鸣宜早起。

子后寅前寝觉来，瞑目叩齿二七回。

吸新吐故无人悟，咽漱玉泉还养胎。

罢摩手心熨两眼，频频揩擦额与面。

两手时将摩鼻茎，左右耳根筌数遍。

更能干络遍身间，按胜时须纽两肩。

纵有风劳诸冷禁，何忧腰膝复拘挛。

嘘呵呼嘻吹及呬，行行之人分六字。

果能依用口诀中，新旧有痾皆可治。

女色虽云属少年，稍知撙节①乃无愆。

关精息气宜闻早，莫使羽苞火中燃。

有能采履存方正，功名无贪利无竞。

纵向坎中未能行，百行周身亦无病。

---

① 撙（zǔn）节：节制。撙，抑制。《荀子·儒效》："不恤是非然不然之情，以相荐撙。"

种子方剂

继嗣珍宝

　　夫有人民，而后有夫妇；有夫妇，而后有父子。是故婚姻之后，必求嗣续，乃人伦之大本也。盖男女成夫妇之道，贵乎及时，男子二八而精通，则三十而娶；女子二七而天癸至，则二十而嫁。欲其阴气完备，阳气充实，然后交会。交而孕，孕而育，育而寿，此上古圣人之至教也。今世则不然，男女未及冠笄①，辄成夫妇。男则精气未充而早泄，女则天癸始至而有伤。所以交而不孕、孕而不育、育而不寿者多矣。故上古之人，春秋皆度百余岁而动作不衰，其知道欤！后世嫁娶太早，未及半百而衰，年逾七十者几希矣。切夫无子者，贫则计不能得，无如之何。富且贵者，则千思万虑，终夕不眠，或供佛饭僧，对神祈恳②。不然谋诸方药，计出百端，致妾胜无数，始终有不能遂其志者，是皆心行有亏，非命也欤。苟能革心之非，所行向善，以阴骘扶持，积德累功，施恩布德，则上天之

---

　　① 冠笄（guān jī关机）：古代男子二十岁行冠礼，名及冠；女子十五岁结发，以笄贯之，名及笄。
　　② 恳（kǔn捆）：诚实、诚心。《楚辞·卜居》："恳恳款款，朴以忠乎。"

报施，自然庆流后裔。故先贤立方垂训，以启后人。此求嗣篇之所由作也。

种子法

夫凡人乏嗣者，其故有三：一曰祖宗无德，自身无行，心地有亏；二曰丈夫阳气不足，不能施化；三曰妻妾血寒，不能受胎。曰：有何法而治之？曰：不难，但悔悟平生所为过恶，尽去心中人我一切不平，便当内治身心，外修功行，久之则自然获福，而上天报施。所谓功德者，非谓修盖寺观，看经念佛，须要广行阴骘，施恩布德，济困扶危，出无依之丧，嫁孤寒之女，常行方便，心存善念，如是三年之后，可以求嗣种子。所谓内治身心者，奋志勇猛，不与妇人同衾，戒禁房事，百日保养，神气壮盛，元气充实，方可待期种子。是以男子积精养气，女子调经对月。故曰：以实投虚，是谓及时；以虚投实，是谓不时。所谓种子者，须择女子性行温良，慈裕无骄妒之态者，为之配合。不惟要得其嗣，抑亦生子形容端正，而有异乎人也。

调经法

岐伯曰：女子二七而天癸至，任脉通，太冲脉盛，月事应时而下。所以谓之月事者，平和之气，常以三旬一见，以象月盈则亏也。若遇经脉行时，最宜谨于将理。将理失宜，似产后一般，受病轻为宿，病重则死矣，可不畏哉？经行之际，若被惊则血气错乱，经脉斩然不行，逆于上则从鼻口中出，逆于身则为血分劳瘵之疾。若恚怒则气逆，气逆则血逆，逆于腰腿心腹背胁之间，遇经行时，则疼痛不已，过期即安。凡此之时，中风则病风，感冷则病冷，久而不愈，变证百出。故妇人调经最宜谨慎，戒喜怒，少忧思，勿骄妒，和性情，常悦乐，调饮食，则自然血气和平，而百病不生。百病不生，而后孕育成矣。又孝敬公姑，柔顺夫主，体古人三从四德之行，则上天庇祐，必得贵子。若遇天癸至时，急报郎君知之，应时种子，百无一失。

诀曰：

何为种子法，经里问因由。

昨日红花谢，今朝是对周。

对周种白玉，子午叙绸缪。

三五成丹桂，二四白梅抽。

大凡受胎，皆在妇人月经行过一日、三日、五日交合，则受胎成男。若月经绝后二日、四日、六日泻精者受胎，皆成女。过此六日外，皆不成胎。经绝一日，曰对周，久之元气起于子，胎气在巳，泊乎午，所以种子宜子午时，易于受胎也。

诀曰：

玉湖须浅泛，重载却成忧。

阴血先参聚，阳精向后流。

血开包玉露，平步到瀛洲。

男女会合，精血交感，浅则阴血先聚，深则阳精易耗。若阴血先聚，阳精后冲，血开裹精，阳内阴外，阴包阳，胎则男形成矣；若阳精先泻，阴血后参，精开裹血，阳外阴内，阳包阴，胎则女形成矣。

诀曰：

从斯相暂别，牛女隔河游。

二月花无发，方知喜气优。

好事常傅与，谗言莫妄调。

妇人经行过后，凡六日，宜种子之时，行事既毕，须当禁止，不可恣其淫佚，恐有触伤胎气，故言牛女相别，不得相会也。"花无发"谓有孕则次月经水不朝也。且夫至精才化，一气方凝，始受胞胎，渐成形质。子在腹中，随母听闻，自此之后，则须行坐端严，性情和悦，常处静室，多听美言，令人讲读诗书，陈说礼乐，耳不听淫声①，目不观恶事。如此，则生子贤明、忠孝、敦厚、福寿。不然，则男女既生，多鄙贱愚顽，不得其寿。此因外象而内感也。昔太妊②娠文王，目不视恶色，耳不听恶声，口不

① 淫声：光绪本作"非言"。
② 太妊：原误作"太姒"，据文义改。太姒为商朝有莘氏，乃周文王姬昌之正妃，与文义不合。太妊为周文王之母，《史记·周本记》："太妊之性，端一诚庄，惟德能行。及其妊娠，目不视恶色，耳不听淫声，口不出敖言，生文王而明圣，太妊教之，以一识百。卒为周宗，君子谓太妊为能胎教。"

道恶言，生文王而明圣。此胎教之道也。

种子歌诀

三十时辰两日半，二十八九君须算。

落红将尽是佳期，金水过时徒霍乱。

徒霍乱兮枉用功，树头树尾觅残红。

解得花芳能结子，莫愁后代继前踪。

一日十二时，两日半总三十时辰。盖妇人月信来，止是有两日半。初一日子时月信来，数至初三日巳时是也。当此算之，落红将尽，乃是月信行至二十八九时也。佳期指阴阳交姤也，盖此时子宫开而纳精也。金水即月信，若过此时，子宫已闭而不纳精矣。

洞里桃源何处寻，都来一寸二分深。

交欢之际君须记，过却区区枉费心。

洞里者，阴户也。桃源者，子宫也。在阴内一寸二分深。泄精之时，不可深入，深入则泄精他处，胎不结而子难成，是区区无益也。若值桃源，定生男产女。

他虚我实效乾坤，以实投虚是的真。

总是两家皆寡欲，佳期相值始相亲。

男寡欲则实，女寡欲则虚。实阳能入虚阴，谓男子阳精充实，适值女人经后，血海虚静，子宫正开，与之交合，是谓投虚，一举而成胎矣。前三日新血未盛，精胜其血，血开裹精，必成男胎。后三日新血渐长，血胜其精，精开裹血，多成女胎。

　　古今此法少人知，别是天机一段奇。

　　寄语世间无嗣者，生男生女定无疑。

　　要知产女生男法，似向家园下种时。

　　此法直白，诚为粗俗无状，实非矫揉不假药饵。庸夫孺子、农家市户，无意之所为者，偶合自然之要，盖巧窃天机之妙，孕嗣人伦之大端也。凡仕宦流俗中，如得其人而不传者，是失其人也。不得其人而反传之，是失其传也。但当敬授之，直指真源。论凡结胎者，男女精血也。男属阳而象乾，乾道资始；女属阴而象坤，坤道资生。阳主动故能施与，阴主静故能承受。夫动静相参，阴阳相会，必有其时，乃成胎孕。欲求子者，全在经尽三日以里交合。如俯首拾芥，万举万当。斯时男女无暴怒，毋醉饱，毋食炙煿辛热，毋用他术赞益。阴阳和平，精血调畅，交而必孕，孕而必育，育而为子，坚壮强寿，至真切要，在此数语。然源头一节，尤当研究。男子十六而精通，必三十而娶；女子十四而天癸至，必二十而嫁，皆欲阴阳二气完实。或精未通而御女，经始至而近男，未完而伤，未实而动，根本既薄，枝叶必衰，嗣续岂能蕃愆。先儒尝言：寡欲则有子。盖寡欲则不妄交合，积气储精，待时而动，故能有子。《书》曰："人心惟危，道心惟微。"[①]

---

　　①　人心惟危，道心惟微：语出《尚书·大禹谟》。

欲寡而神益完，不惟多子，抑亦多寿。盖养生尤贵于寡欲故也。

种子吉辰歌

种子须当择吉辰，要知旺相说元因。

冬求癸亥兼壬子，秋逢辛酉及庚金。

夏取丙午并丁巳，春宜乙卯甲连寅。

此宿若然同际会，何愁种子不生成。

种子凶忌歌

朔望弦晦及丙丁，本生甲子与庚申。

人神每月二十八，强风猛雨怒雷霆。

地震与天虹出现，日月无光蚀未明。

劝君此时休种子，免教子母祸胎生。

又：

天地三光及火光，更嫌神佛在边傍。

井灶厕边坟墓侧，若然种子便罹殃。

男虚

男子气衰难有子，急宜早访补虚方。

七十庆云皆可觅，酒和一剂便兴阳。

女补

血衰气旺定无孕，致令经来生百证。

趱前移后没调停，秦桂丹圆堪备整。

乌鸡丹法妙通灵，冷者宜尝热无应。

又言四妙固真圆，冷热不调皆可进。

当补过

奸谋切切好荣华，财利孜孜不放些。

暗里害人终损己，分明报应岂饶他。

机关使尽还虽拙，世今轮回似转车。

快积阴功生子息，当知救雀与埋①蛇。

温隐居《求嗣篇》方论②

昔东京有一焦公，因三世无嫡嗣，遂为商旅，游玩名山，遍访至人，问其因果。遂见一老僧，声清而远，目视精光，讲论谈海，语言甚异，故就斋而坐。僧曰：有何所谕？焦公曰：贫家三世无嫡嗣，虽得一庶子，且亦不肖，奈何？僧曰：乏嗣者其故有三：一、祖宗无德，自身无行；二、夫妻年命，恐犯禁忌；三、精神不守，妻妾血寒。焦公曰：自身无行，夫妇年命皆有受持。若妻妾血寒，有何法治？再拜，愿闻一言指教。僧曰：不难，但先修其德，后修其身。三年之后，可到五台山，当授异方。言毕不见。焦公自遇老僧之后，时时行方便，种种作阴功，遇人临难者，效郭元振③之行善。见物垂死者，助上

---

①　与埋：此2字原脱，据光绪本、文锦堂本补。

②　温隐居《求嗣篇》方论：出自南宋医家温大明所撰之《温隐居海上仙方》。

③　郭元振：郭震，字元振，唐朝魏州贵乡人。《新唐书·郭震传》载其事迹。十六岁在太学读书时，曾将家中所带四十万文钱尽数接济给一位无钱安葬家人者，且不问其姓氏，为世人赞服。

摄生总要

一七〇

帝之好生，施恩布德。如此者三年，竟往五台山寻访老僧。数日不见，方欲回归，忽见行童手持一卷，对焦公言曰：老师传语大夫，功成行满，回家合药，志诚服之，必有富贵子孙，随念降生。焦公曰：但得嫡子足矣，何望富贵乎？于是谨依其卷所著方药，修合而服之，遂生焦员外。后员外养子又不肖，是损德。如是，忽遇一道人云：汝有忧色，何不往五台山见老僧？员外顿首谢，遂径行五台山，诀其因果。至五台山，不见老僧，只见行童。曰：老师昨日言，汝今日到，令行童接待也。再三传语，何必来问，但依汝父所行，则愚自贤，贫者得富矣。员外曰：贫者得富，自是命也。愚者，性之本然，岂能反贤乎？行童曰：昔窦氏五子，皆不全形。自后行恩布德，悉皆安愈。况且积德报应，皆登科第。员外拜谢而归，奉依此事，刊板明施方书。又将五台山老僧所授真方，合药修炼炮制，普送世人，名曰续嗣降生丹。服者无有不验，不及二十年子孙皆贵显。后人收得此形状，及方受持行，用求药者获其子孙，皆有德行。余授此方，不敢缄默，以告诸贤，庶不致异方湮没耳。

续嗣降生丹

此方专治妇人五脏虚损，子宫冷惫，不能成孕，及寒热往来，诸虚百损，及治男子肾虚腰痛，阳事衰弱，并皆治之，服者则无不效矣。

当归二两二钱　桂心二两二钱　龙齿二两五钱　乌药二两

五钱　益智二两五钱　杜仲二两五钱　石菖蒲二两五钱　吴茱

萸二两五钱　茯神三钱　牛膝三钱　秦艽三钱　细辛三钱　桔

梗三钱　半夏三钱　防风三钱　白芍药三钱　干姜二两，半生

半炒　川椒二两，焙　附子重一两，作一窍入朱砂一钱，湿面裹煨

熟，为末　牡蛎一两，童便浸四十九日，却用硫黄末一两，醋盐涂，

用纸裹之，米醋盐泥润湿固脐，用炭炙赤

上为细末，用糯米糊丸如桐子大。每服三十丸，渐加

至七十丸，空心淡醋汤吞下，或温酒盐汤皆可下，日进二

服。此药及治男子精寒不固，阳事衰弱，白浊梦泄，及治

妇人血虚带下，肌瘦寒热。但是男女诸虚百损，客热盗

汗，气短力乏，面无颜色，饮食少味，并皆治之。更有奇

效，难以具述。受持君子，宜预行善及方便于人，施恩布

德，济利贫乏，然后却服此药，无不感应。

续嗣方

昔日庞丞相夫人，三旬有九无子，从服此药，半月之

间有孕，后来果得九子。此药专服，大补男妇虚损，皆曰

可服。

茱萸　白及　白敛　白茯苓　陈皮各一两　细辛　桂

心　五味子各四钱　白附子炒　川牛膝　厚朴姜制，各三钱

人参　当归　乳香各二钱

共为细末，宜用壬子日合，炼蜜为丸，如小红豆大。

每服十五丸，空心黄酒送下。经尽后一日，连进三服，交

合有孕。若见效，再不必服。

种子方

明净鱼鳔胶一斤，切碎，炒成珠，或蚌粉、或陈壁土同炒

大附子一个，重一两的顶平正、无傍枝者佳，偏钊①者不堪用。切作四块，童便浸②烂，或夹姜片，同好醋煮亦可，理③片，晒干　全身当归四两，要极大者，切碎酒洗　沙苑蒺藜四两，水洗净，酒炒，其色碧绿者佳，红色者不堪用，形似猪腰子，极细小，或用布袋盛贮，醋煮极烂④

上四味，为末，炼蜜为丸。每服空心酒送下，数不拘多少。若不得成丸，切成作块，蒸熟即丸。得男妇同服，女要调经为主。

又

枸杞一斤　白果生熟每半斤　白茯苓粉半斤

捣烂，老米糊为丸。初服六七十丸，一月之后百丸，白滚汤送下，早服。

松柏道人百补丸

治男子妇人诸虚百损，滋补之药，诚无过也。

黄柏一两，酒炒　熟地黄一两，酒洗，忌铁器　人参五钱，去芦　枸杞子一两，净　五味子一两，净　天门冬五钱，去心　麦门冬五钱，去心　白术二两，净　茯苓二两，净　白芍药五钱，酒洗　川芎五钱，净　当归一两，酒洗　陈皮五钱，去白

---

① 钊：远。文锦堂本作"斜"。
② 浸：光绪本同，文锦堂本作"煨"。
③ 理：光绪本、文锦堂本并作"咀"，义胜。
④ 烂：原作"澜"，据文锦堂本改。

枳壳五钱，麸炒　甘草五钱，炙　桑白皮一两，面炒　黄连五钱，姜汁炒　生地黄四两，取汁，忌铁器

上为细末，将生地黄汁入好酒少许，打面糊为丸，如绿豆大。每服六七十丸，淡盐汤空心服，或温酒送下亦可。

神效咳嗽方

治男妇一切寒咳

生姜不拘多少，切作薄片，晒干为末

又用糯米粉打糊为丸，如芥子大。空心米饮下三十丸即愈。

摄生篇

夫所谓养生者，先知爱身，则可以修身；知修身，则可以治心；能治心，则可以养生。摄养之道，在乎戒暴怒，节嗜欲，时起居，省思虑，调饮食，则自然血气平和，而百病不生矣。故圣人治病先须治心。老子曰：心为神主……心为道宗。① 静则心君泰然，百脉宁谧。动则血气昏乱，百病相攻。故太白真人曰：欲治其疾，先治其心。必正其心，然后资于道，使病者尽去心中疑虑思想、一切妄念、一切不平、一切人我，悔悟平生所为过恶，便当放下身心，以我之天而合所事之天。久之，

---

① 心为神主……心为道宗：语出道教经典著作《太上老君说了心经》，成书于唐代，撰人不详。

遂凝于神，则自然心君泰宁，性地平和。知世间万事皆是空虚，终日营为皆是妄想；知我身皆是虚幻，祸福皆是无有，生死皆是一梦。慨然领悟，顿然解释，心地自然清净，疾病自然安痊①。能如是，药未到口，病已忘②矣。此真人以道治心，疗病之大法也。③黄鲁直④曰："人生血气未定时，不知⑤早服仲尼之戒⑥。"故其壮也，血气当刚而不刚，所以寒暑易浸耳。学道以身为本，不可不留意斯事也。

韩魏公⑦在相府，有李畋患疾，既瘳请谒。公曰：子于病中曾得移心法否？对曰：未也。公曰：人能于病中移其心，如对君父，畏之、谨之，静久自愈。

《洪范》⑧曰：善养生者，以气而理形，以理而理气，理顺则气和，气和则形和，形和则天地万物无不和矣。不善养生者反是，理昏于气，气梏于形，耳目口鼻徇而私欲胜，好恶哀乐淫而天理亡，其能苟生者，禽兽而已矣。

---

① 痊：原作"全"，据《东医宝鉴·内景篇》改。

② 忘：原作"忌"，据《东医宝鉴·内景篇》改。

③ 太白真人……疗病之大法也：语出朝鲜太医许浚主编的《东医宝鉴》。据本书前已引过《活人心法》，推测此段应引自臞仙《活人心法》。

④ 黄鲁直：黄庭坚（1045—1105），字鲁直，号山谷道人，晚号涪翁，北宋文学家、书法家、诗人。

⑤ 知：原作"如"，据《昭明文选·食色绅言·男女绅言》改。

⑥ 仲尼之戒：指《论语·季氏》："少之时，血气未定，戒之在色。"

⑦ 韩魏公：韩琦（1008—1075），字稚圭，自号赣叟，北宋政治家、名将，封魏国公。

⑧ 《洪范》：指《洪范皇极内篇》，宋朝蔡沈（1167—1230）撰。

临川吴氏①曰：仁者寿。天地生物之心曰仁，惟天地之寿最久。圣人之仁如天地，亦惟上古②圣人之寿最久。人所禀受，有万不齐，岂能人人如圣人之仁哉？予尝执此观天下之人，凡气之温和者寿，质之慈良者寿，量之宽洪者寿，貌之重厚者寿，言之简默者寿。盖温和也、慈良也、宽洪也、重厚也、简默也③，皆仁之一端。其寿之长，决非猛厉、残忍、偏狭、轻薄、浅躁者之所能及也。

轩辕黄帝简生后嗣论

一气既分，两仪肇判。万物之中，而惟人最灵，洞天地之幽微，达圣贤之蕴奥，审神仙之法术，穷造化之根源，无所不知矣。自盘古之及今，逮羲农之为帝，分阴阳运会之源流，有夫妇人伦之道理。故普天率土之姓，贵贱穷达之人，有家无子，覆宗绝嗣者，宁不恻然而痛哉。大凡生男女，皆由妇人，取其天医、福德、生气，自十三岁至四十九岁，何年到何月，阴阳有自然配合之道，男女有自然胎月之候。但人不知而误种者，占其母阴宫中胎月满足，必定生女。既生乳养，食母血脉，二三年间难有胎气。男子当观妇人行年在几岁，如拣生男的胎月相交，或生女的；选生女的胎月相

① 临川吴氏：吴澄（1249—1333），字幼清，晚字伯清，学者称草庐先生，江西省抚州市人，元代思想家、教育家。下句出自其所撰《仁寿堂说》。
② 上古：诸本同，《仁寿堂说》无此2字。
③ 貌之重厚者寿，言之简默者寿……重厚也、简默也：诸本同，《仁寿堂说》作"貌之长厚者寿，言之肫恳者寿……长厚也、肫恳也"。

交，却生男者，何也？盖是阴阳之差，胎气之错，皆不过三五岁命夭。然男女既错，及胎月下有状字生者，男小名做女唤，女小名做男呼，吉庆。彼男少之家，要视妻行年岁数，依期论中，拣其生男胎月而行房室，定生男也。问曰：妇人自十三岁为始至，四十九岁为终，中间有五十岁生长者，何也？答曰：须是四十九岁受胎气，每年十二个月，分注男女胎月，宜拣胎月而交接矣。今将妇人生长年月，有三十七图面而载之其中。有闰月受胎者，何也？只依前月观之是也。问曰：男女有足月日生者，有不足月日生者，又有出月日生者，何也？答曰：有足数生者，中道；不足数生者，贫薄；亦有足数外生者，其人尊重决矣。问曰：妇人有彻老不生男女者，何也？答曰：既是良人之妻，多因房事，损动脏腑，或天癸不通，子宫狭寒，所以不生长。又问：妇人正生产，又有数年便断产，不生长，何也？亦由上有故疾，为此不生长也。欲要生长，先服气和血经之药毕，再服还童丹，暖其子宫。如男子年老，亦堪服枸杞子、肉苁蓉、何首乌，乃兴阳快气、添精补髓之药。如种子之时，先令男子服药，并戒慎房事一个月，精脉调均，即于图中选生男之月，候癸水既绝之后，第一日下种，一日三日男，四日六日女，除此外不可种也。下种有诀，即令妇人端睡正卧，慎勿偏斜，欲与交时，入则口内呵气，出则鼻内嗃[1]气，如此行

① 嗃：原误作“喑”，据光绪本、文锦堂本改。

三十六部，少刻再行九次，共行三百二十四部，方许发泄。欲泄之时，猛咬妇人上唇，令妇人猛惊，其胎自定。此法一种一子，百种百子。如交接已毕，令妇人平稳睡卧一顿饭时。如断产，妇人服药毕，欲种子时，将有印处纸剪下，烧灰，井水调下，面东服之讫，然后交接。妇人后觉有孕之时，当用转女成男之法，以弓弦系腰，更将雄黄带之，生男不谬矣。此书始皇无道焚之，黄帝预先得知，故藏一篇在衍数之后，秘至济南秀江师安道先生传之在世，望好事君子示女多男少之家。谨依斯论求嗣，则万代不乏后矣。今将受胎岁月，开具于后尔。

妇人

十三岁

正月男　二月女　三月男　四月女　五月男　六月女

七月男　八月女　九月男壮　十月男　十一月女　十二月男

十四岁

正月男　二月男　三月女　四月男　五月女　六月女

七月女　八月女　九月女　十月女　十一月男　十二月女

十五岁

正月男　二月女壮　三月男　四月女　五月男　六月女

七月男　八月女　九月女　十月女　十一月男壮　十
二月男

十六岁

正月女　二月男　三月女壮　四月男　五月男　六
月男

七月男　八月男　九月男　十月男壮　十一月女　十
二月男

十七岁

正月男　二月女　三月男　四月女壮　五月女　六
月女

七月女　八月女　九月女　十月女　十一月男　十二
月女

十八岁

正月女　二月男　三月女　四月男　五月男壮　六
月男

七月男　八月男　九月男　十月男　十一月男　十二
月男

十九岁

正月男　二月女　三月男　四月女　五月女　六月男

七月女　八月女　九月女　十月女　十一月男　十二
月男

二十岁

正月女　二月男　三月女　四月男　五月男　六月男

七月男　八月男　九月男　十月男　十一月男　十二月男

二十一岁

正月男　二月女　三月男　四月女　五月女　六月女

七月女　八月女壮　九月女　十月女　十一月女　十二月女

二十二岁

正月女　二月男　三月男　四月女　五月男　六月女

七月女　八月男　九月女　十月女　十一月女　十二月女

二十三岁

正月男　二月男　三月女　四月男　五月男　六月女

七月男　八月女　九月男　十月男壮　十一月男　十二月女

二十四岁

正月男　二月女　三月男　四月男　五月女　六月男

七月男　八月女　九月女　十月女　十一月女　十二月女

二十五岁

正月女　二月男　三月女　四月女　五月男　六月女

七月男　八月男　九月男　十月男　十一月男　十二月男

二十六岁

正月男　二月女　三月男　四月女　五月女　六月男

七月女　八月男　九月女　十月女　十一月女　十二月女

二十七岁

正月女　二月男　三月女　四月男　五①月女　六月女

七月男　八月女　九月男　十月女　十一月男　十二月男

二十八岁

正月男　二月女　三月男　四月女　五月女　六月女

七月男　八月男　九月男　十月男　十一月女　十二月男

二十九岁

正月女壮　二月男　三月女　四月男　五月男　六月男

七月男　八月男　九月男　十月女　十一月女　十二月女

三十岁

正月男　二月女　三月男　四月女　五月女　六月女

七月女　八月女　九月女壮　十月男　十一月女　十二月男

---

① 五：此前原衍"五"字，据光绪本删。

三十一岁

正月男　二月女　三月男　四月女　五月女　六月女

七月女　八月女　九月女　十月女　十一月男　十二月男

三十二岁

正月男　二月女　三月男　四月女　五月女　六月女

七月女　八月女　九月女　十月女　十一月男　十二月男

三十三岁

正月女　二月男　三月女　四月男　五月男　六月女

七月女　八月男　九月女　十月女　十一月女　十二月男

三十四岁

正月男①　二月女　三月男　四月女　五月女　六月女

七月女　八月女　九月女　十月女　十一月男　十二月男

三十五岁

正月男壮　二月男　三月女　四月男　五月女　六月女

七月女壮　八月男　九月女　十月女　十一月女　十二月男

---

① 男：光绪本作"女"。

三十六岁

正月女　二月男　三月男　四月女　五月男　六月女

七月女　八月女壮　九月男　十月女　十一月男　十二月女

三十七岁

正月男　二月女　三月男壮　四月男　五月女　六月男

七月女　八月男　九月女壮　十月男　十一月女　十二月男

三十八岁

正月女　二月男　三月女　四月男壮　五月男　六月女

七月男壮　八月女　九月男　十月女壮　十一月男　十二月女

三十九岁

正月男　二月女　三月男　四月女　五月男壮　六月女壮

七月女　八月男　九月女　十月男　十一月女　十二月男

四十岁

正月女壮　二月男　三月女　四月男　五月女　六月男壮

七月男　八月女　九月男　十月女　十一月男　十二

月女①壮

四十一岁

正月男 二月女 三月男 四月女 五月男 六月女

七月男壮 八月男 九月女 十月男 十一月女 十二月男

四十二岁

正月女 二月男 三月女壮 四月男 五月女 六月男

七月女 八月男壮 九月男 十月女 十一月男 十二月女

四十三岁

正月男 二月女 三月男 四月女 五月男 六月女

七月男 八月女 九月男壮 十月男 十一月女 十二月男

四十四岁

正月男壮 二月男 三月女 四月男 五月男壮 六月男

七月女 八月男 九月女 十月男 十一月女 十二月女

四十五岁

正月女 二月男壮 三月男 四月女 五月男 六

① 女：原脱，据光绪本、文锦堂本补。

月女

七月男　八月女　九月男　十月女　十一月男　十二月男

四十六岁

正月男　二月女　三月男　四月男　五月女　六月男

七月女　八月男　九月女　十月男　十一月女　十二月男

四十七岁

正月女　二月男　三月女　四月女　五月男　六月女

七月男　八月女　九月男　十月女　十一月男　十二月女

四十八岁

正月男　二月女　三月男　四月女　五月男　六月男

七月女　八月女　九月女　十月男　十一月女　十二月男

四十九岁

正月男壮　二月男　三月女　四月男　五月女　六月男

七月男　八月女　九月女　十月女　十一月男　十二月女

跋祈嗣种子篇后

夫心者，妙万物而兆吉凶也。故上帝垂训曰：人能于颠覆流离之际，善用一言，上资祖考，下荫儿孙，岂不在心之所存乎？昔禹钧之为善①，仲淹之恤孤，传之万世，后胤②贤哲者不绝焉。王介甫③之所行，荼毒于世，故子孙生有项带肉枷者，敢望其贤而终不致泯灭乎？是故人之一心，所存乎仁，为体而所有，为工夫为用。苟有其体而无用，则虚违天命，何所成功？今观松柏子之存心，则合天地之心为心，真仁人君子之所施也。得此书不自私于己，用广其传，刊行天下，纳入于寿域而生生不已，则富贵功名，延年百岁，即可见矣。于是乎跋。

---

① 禹钧之为善：指五代后晋时期窦禹钧，因积善行，《三字经》言其"窦燕山，有义方，教五子，名俱扬"。

② 胤（yìn印）：后代、后嗣。

③ 王介甫：王安石，字介甫，号半山，北宋政治家、思想家、文学家、改革家。

金精直指

☰ 乾为天，为父，为阳，为金，为精。乾健不息，资始万物。

☷ 坤为地，为母，为阴，为土，为血。坤顺而柔，资生万物。

乾坤二像，法则天地。形器表父母阴阳之造化。非坎离配合无以成胎，而化育万物也。

其一曰：

乾阳为父母为阴，伏羲画下至如今。

世人不解其中意，故画坎离相比论。

☵ 坎为水，为精，为魄。是云：天一生水，阴中阳，月中兔，雌里雄。此夫之道，宜实不宜虚。

☲ 离为火，为坤，为魂。是名：地二生火，阳中阴，日中乌，雄里雌。此妇之道，宜虚不宜实。

坎离者，水火精血是也。故坎藏天一真精之水，故宜实；离藏地二真阳之火，故宜虚。故曰：

取将坎内中心实，来填离中腹内阴。

其二曰：

抽将坎内中心实，送入离宫去补阴。

十月胎完生贵子，此书端的若黄金。

阳虚所以冷，宜补养使其纯阳充实，方可施也。坤阴宜养其静。少阴者旧积已去，新血初生；老阳者旧积充实，冲射太虚。

其三曰：

阳虚清冷莫投阴，炼补纯阳似火温。

直待坤阴纯静后，少阴老阳自相亲。

夫人之一点元阳真精，无价明珠，岂可妄投于渊水之中。必候大静之际，以真阳强盛之精投虚阴。阴为主，故曰：天一生水也。以新血为主，其籍为客，包含真精，故曰：地二生火也。精血混融，结成胎婴，下月过期，经脉不行，是其候也。

其四曰：

一点真精无价宝，不过空虚莫妄施。

下月过期无血至，便知端的结婴儿。

且夫人身中，精气神三宝，虽曰人人俱足，个个完成，亦无欠缺，但患不知存养。一旦贪欢妄施，所以阴实阳虚而不结婴胎矣。若以阳之实，投阴之虚，则无不中。以实投实，是名不时；以虚投虚，是名无度。则精不凝、胎不结，斫丧元阳，败其本根，失其至宝，可不戒哉？

其五曰：

莫要枉用精神气，贪欢乐弃阴实里。

存养按时去投虚，管取儿孙传万世。

精气神于此为三品上药。论曰：精实则气壮，气盛则神全。三合一，一分三，此为身中之至宝。虽金玉之宝过于泰山，岂比养身之宝也？此宝者，上乘天然之真性，中结灵台之金丹，下传子孙之蕃衍。可以延年益寿，可以入妙升玄。若能深根固蒂，终身保受，毋令丧失，体健寿康。阴顺施，可以为人伦之大本，万世之规模。

阴宜虚属坤 ☷

论曰：夫坤为地，为土，表离中之虚，则能承魄血之积。日满之盈，经血大泄，直候月信行过之后，旧积已去，新血方生。乘太虚会遇元阳，一点真精交媾，射满太虚。以其新血方生，投以完实，强盛真精。精血混融，日就月将，结为婴胎。十月满足，产育为人，贤明端正，寿命永长。静虚之际，常以每月，但以前三日之中，一日大有准成，后三日少准。六日之后，子宫收闭，经血聚凝，阴实不容受精，则不结胎矣。

阳宜实属乾 ☰

夫阳属乾，表坎中之实，乾则能施。但凡交精之后，借玉户为炉鼎，采佳妙之英华，更相别与他姿，交相混炼。初未结实，精滑难久，以少至多，以紧至慢，随心调摄，谨慎闭防，不可急躁。知正在此际，运气转换，妙用难言，随宜采战，勿令太过，得意而退，随心量意均调，慎勿轻泄，务在完实。如此则自然下部温暖，九转丹成，阳精汹涌，神气充融。炼久则为金丹，身康健，射虚定，为人伦，以传后世矣。

阴不宜实属离 ☲

论曰：阴实不可承。但凡受精之后，复连交扰，有损前胎。感受风邪，致令落产脐风，疾厄命促，实由于此。世之夫妇不知避忌，误交误合，产育一世，难存一二是也。果欲情爱，必待过月而后，并月过六日。阴实之交，只可空绸，慎勿轻泄，闭养欢恋，必待丹成道备，气候完实，投阴射虚，便有子也。

阳不宜虚属坎 ☵

论曰：阳虚不可施。从欲而泄，日复一日，岁月相仍，不知禁止，滑倾①如水，清冷如冰，流而不射，多不结胎。少或有成，精不完实，神气不全，胎终损落，或疾厄命夭。错怨缘分，不该分定迟，无惑之甚矣！孰不知皆由己身虚损，元阳真气不足，且又不可久无姿色。若或离久，则劳思损神，年见而忽生爱欲，略交而心不奈久，少停而易走泄，亦且精气妄投无用之处。不若常合佳配，采取英华，闭精养气，以补完实，全此三实。验其虚实，以期而见效应，不期年而广后嗣矣。

用不应时

论曰：年少之时，不按虚实，不应时候，用时不到，

---

① 倾：原误作"领"，形近致误，据文义改。

到时不用，误交误合，不知存息，耗散太过，亏损元阳。不若采其英华，以补元阳，直待功愈深而精愈坚，炼愈久而阳愈实，见其效验。真气不足，多加几日。古者，人生二十三十[①]岁，五七日一泄；四十者，十日一泄；五十者，半月一泄；六十者，闭精养寿。大概自量己身禀气厚薄、存养安息何如耳，难同一例而比也。

不育女专生男

论曰：先下母年本然之数四十九，除去母之年，看当何月有。假若母年若干岁，将四十九除去若干，加上某月若干数，同前辏成零若干，是单则男，双则女。再倒除七遍，剩单是男，双是女，则无疑矣。欲要求男专交单月投虚，万无一失矣。

杂忌录

脑麝之香，能害物命而熏虫。及诸异香，皆射透关窍而走真气。不可多用，令人乏嗣。

---

① 十：原脱，据文锦堂本补。

方剂索引

方名音序索引

T

方名笔画索引

六画

九画

十一画

总 书 目

I

本　草

方　书

医便

卫生编

袖珍方

仁术便览

古方汇精

圣济总录

众妙仙方

李氏医鉴

医方丛话

医方约说

医方便览

乾坤生意

悬袖便方

救急易方

程氏释方

集古良方

摄生总论

摄生总要

辨症良方

活人心法（朱权）

卫生家宝方

见心斋药录

寿世简便集

医方大成论

医方考绳愆

鸡峰普济方

饲鹤亭集方

临症经验方

思济堂方书

济世碎金方

揣摩有得集

亟斋急应奇方

乾坤生意秘韫

简易普济良方

内外验方秘传

名方类证医书大全

新编南北经验医方大成

临证综合

医级

医悟

丹台玉案

玉机辨症

古今医诗

本草权度

弄丸心法

医林绳墨

医学碎金

医学粹精

医宗备要

医宗宝镜

医宗撮精

医经小学

医垒元戎

证治要义

松厓医径

扁鹊心书

素仙简要

IV